Mathieu Gabri-Wiltzer
Pierre Goffette

Radiologie interventionnelle et hépatocarcinome

Mathieu Cabri-Wiltzer
Pierre Goffette

Radiologie interventionnelle et hépatocarcinome

Ablation par radiofréquence combinée à la chimio-embolisation versus chimio-embolisation seule pour traiter les HCC

Presses Académiques Francophones

Impressum / Mentions légales
Bibliografische Information der Deutschen Nationalbibliothek: Die Deutsche Nationalbibliothek verzeichnet diese Publikation in der Deutschen Nationalbibliografie; detaillierte bibliografische Daten sind im Internet über http://dnb.d-nb.de abrufbar.
Alle in diesem Buch genannten Marken und Produktnamen unterliegen warenzeichen-, marken- oder patentrechtlichem Schutz bzw. sind Warenzeichen oder eingetragene Warenzeichen der jeweiligen Inhaber. Die Wiedergabe von Marken, Produktnamen, Gebrauchsnamen, Handelsnamen, Warenbezeichnungen u.s.w. in diesem Werk berechtigt auch ohne besondere Kennzeichnung nicht zu der Annahme, dass solche Namen im Sinne der Warenzeichen- und Markenschutzgesetzgebung als frei zu betrachten wären und daher von jedermann benutzt werden dürften.

Information bibliographique publiée par la Deutsche Nationalbibliothek: La Deutsche Nationalbibliothek inscrit cette publication à la Deutsche Nationalbibliografie; des données bibliographiques détaillées sont disponibles sur internet à l'adresse http://dnb.d-nb.de.
Toutes marques et noms de produits mentionnés dans ce livre demeurent sous la protection des marques, des marques déposées et des brevets, et sont des marques ou des marques déposées de leurs détenteurs respectifs. L'utilisation des marques, noms de produits, noms communs, noms commerciaux, descriptions de produits, etc, même sans qu'ils soient mentionnés de façon particulière dans ce livre ne signifie en aucune façon que ces noms peuvent être utilisés sans restriction à l'égard de la législation pour la protection des marques et des marques déposées et pourraient donc être utilisés par quiconque.

Coverbild / Photo de couverture: www.ingimage.com

Verlag / Editeur:
Presses Académiques Francophones
ist ein Imprint der / est une marque déposée de
OmniScriptum GmbH & Co. KG
Heinrich-Böcking-Str. 6-8, 66121 Saarbrücken, Deutschland / Allemagne
Email: info@presses-academiques.com

Herstellung: siehe letzte Seite /
Impression: voir la dernière page
ISBN: 978-3-8381-7064-0

INTRODUCTION

L'hépatocarcinome (HCC) est un des cancers les plus fréquents à l'échelle mondiale et sa prévalence est en augmentation du fait du nombre croissant de patients atteints par les virus de l'hépatite B ou C.

La Radiologie Interventionnelle tient une place prépondérante au sein de l'algorithme thérapeutique car elle propose plusieurs types de traitement selon le stade de la maladie. La thermo-ablation par radiofréquence et la chimio-embolisation trans-artérielle sont les deux modalités les plus utilisées. Nous avons réalisé une étude comparative confrontant la chimio-embolisation trans-artérielle seule à la chimio-embolisation trans-artérielle combinée à l'ablation par radiofréquence.

Dans un premier temps, nous allons présenter le protocole de dépistage de l'hépatocarcinome chez les patients cirrhotiques, suivi de la procédure diagnostique et de la prise en charge selon le stade de la maladie.

Ensuite, nous présenterons brièvement les différents traitements radiologiques de l'hépatocarcinome, avant de faire une revue de la littérature à propos des traitements radiologiques combinés.

Enfin, nous présenterons la méthodologie de notre étude, les résultats de celle-ci et la discussion qui en découle.

A) GENERALITES

1 Dépistage et diagnostic.

1.1 Dépistage :

Le diagnostic précoce de l'HCC est possible grâce à un dépistage car les facteurs de risque et les populations à risque sont connus. Sont à inclure dans le programme de dépistage les patients ayant un ou plusieurs des facteurs de risque suivants : infection par le virus de l'hépatite B et / ou C, cirrhose éthylique, hémochromatose, cirrhose biliaire primitive, déficit en alpha 1 antitrypsine, cirrhose sur NASH et les hépatites auto immunes. (1)

Le dépistage est réalisé de façon régulière avec un intervalle fixé à 6 mois dans les pays occidentaux. Ce délai est actuellement discuté dans les pays asiatiques où il a été réduit à 3 mois vu la fréquence plus élevée des hépatites virales B et C. (2)

Le dépistage de l'HCC se fait par une analyse biologique et un examen par imagerie.

Le dosage de l'alpha-foeto protéine (AFP) est réalisé depuis de nombreuses années à titre de dépistage avec une valeur seuil fixée à 20 ng/ml bien qu'il ait été démontré qu'en utilisant ce seuil les faux négatifs sont nombreux. Par conséquent, à ce jour ce dosage n'est plus considéré, en Europe et aux USA, comme un test de screening à cause des nombreux faux négatifs et faux- positifs. Il reste cependant utile pour définir les patients les plus à risque car il a été démontré qu'une valeur élevée persistante est un facteur de risque pour le développement d'un HCC.

Il existe d'autres marqueurs spécifiques de l'HCC mais non utilisés en clinique. (1,2)

2

Concernant le dépistage par imagerie, plusieurs techniques sont disponibles. Bien que l'examen échographique d'un foie cirrhotique à la recherche d'une lésion nodulaire puisse être difficile, il a été démontré qu'il a une sensibilité de 65 - 80 % et une spécificité supérieure à 90 %. (1) De plus, en raison de son caractère non invasif, facilement disponible et peu onéreux, l'échographie est la technique de référence pour le dépistage.

1.2 Confirmation du diagnostic :

Une fois une lésion nodulaire dépistée, la procédure diagnostique est bien établie. Une société savante spécialisée dans l'étude des maladies hépatiques (American Association for the Study of the Liver Diseases = AASLD) a proposé des guidelines pour la procédure diagnostique à suivre en fonction de la taille de la lésion (Figure 4).

Le diagnostic formel d'un HCC peut être posé sur base histologique ou sur base de l'imagerie.

L'HCC présente un comportement typique lors des examens dynamiques (échographie avec injection de produit de contraste {figure 1}, scanner avec injection de produit de contraste iodé {figure 2} ou IRM avec injection de Gadolinium {figure 3}) : hyper-rehaussement en phase artérielle puis wash-out en phase portale. Si la lésion présente ces caractéristiques, l'examen anatomopathologique n'est pas indispensable même si l'AFP est normale. La précision de ces critères radiologiques dépend de la taille de la lésion. En effet pour des nodules de plus de 2 centimètres, la sensibilité d'une seule technique atteint 100 % ce qui n'est pas le cas pour les lésions de 1 à 2 centimètres. (2)

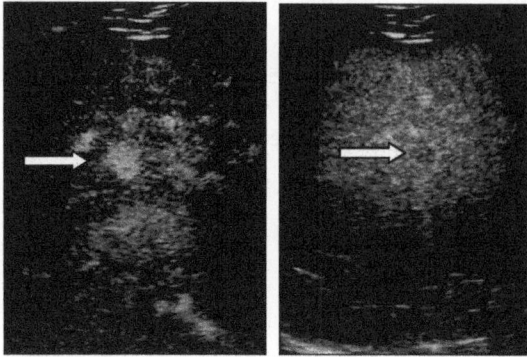

Figure 1 : Echographie avec contraste IV :

Flèche : hépatocarcinome hyper-rehaussant en phase artérielle (image de gauche) puis en wash-out en phase portale (image de droite).

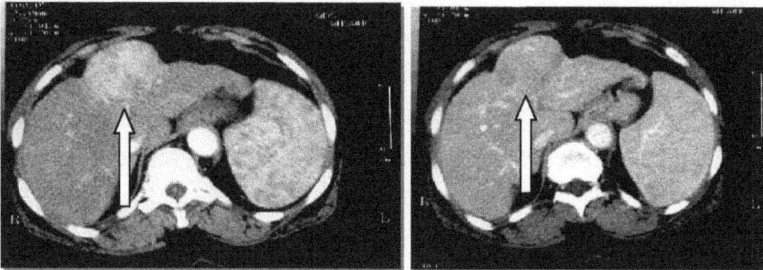

Figure 2 : Scanner avec contraste IV :

Flèche : hépatocarcinome hyper-rehaussant en phase artérielle (image de gauche) puis en wash-out en phase portale (image de droite).

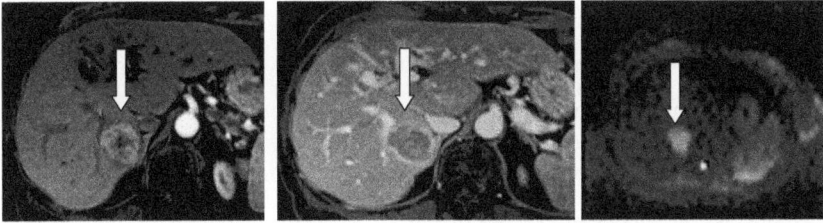

Figure 3 : IRM avec contraste IV :

Flèche : hépatocarcinome hyper-rehaussant en phase artérielle (image de gauche) puis en wash-out en phase portale (image de droite) et hyperintense en séquence de diffusion (signe d'hypercellularité).

Les lésions de moins de 1 centimètre ne peuvent pas être caractérisées de façon formelle que ce soit par imagerie ou par anatomopathologie (la biopsie est techniquement difficile et donc le résultat est peu fiable du aux faux-négatifs). Celles-ci seront donc suivies par échographie tous les 3 mois. En cas de stabilité sur 18 à 24 mois, la procédure standard est reprise avec contrôle chaque 6 mois. En cas de majoration de taille, la procédure diagnostique sera celle adaptée à la taille de la lésion.

Les lésions mesurant entre 1 et 2 centimètres seront analysées par deux techniques d'imagerie avec injection de produit de contraste (phases artérielle et portale). En cas de comportement typique sur les deux examens, le diagnostic d'HCC sera confirmé. En cas de comportement typique sur un seul examen ou de comportement discordant entre les 2 techniques d'imagerie, une biopsie sera indiquée. Ces lésions entre 1 et 2 centimètres de diamètre sont les principales

5

cibles du dépistage car elles peuvent être traitées de façon curative par chirurgie ou ablation percutanée.

Les lésions mesurant plus de 2 centimètres seront investiguées par une seule technique d'imagerie. En cas de comportement typique, le diagnostic d'HCC sera posé. Sinon une biopsie sera nécessaire.

Les biopsies sont également nécessaires pour les lésions ayant un comportement atypique car les HCC bien différenciés ou ceux découverts à un stade très débutant n'ont pas encore développé l'hyper-artérialisation caractéristique.

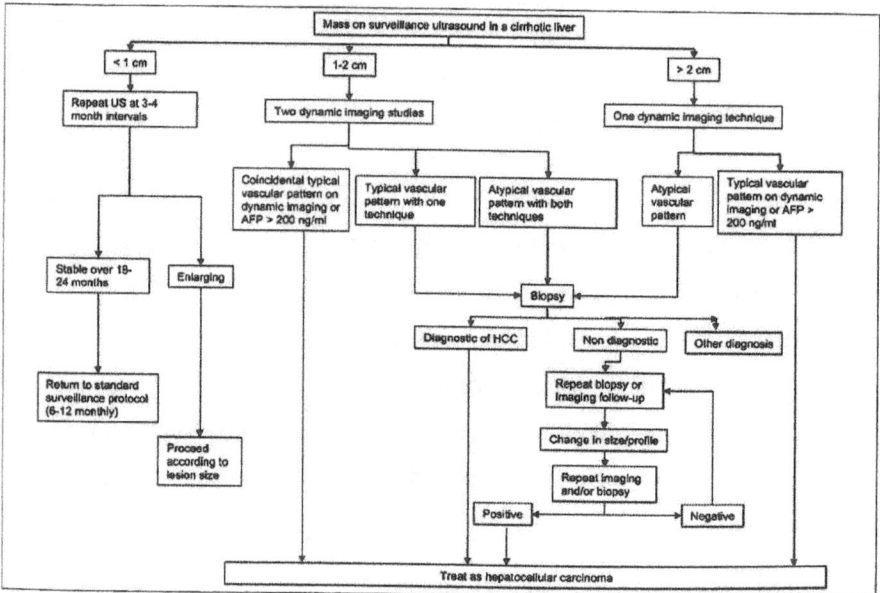

Figure 1. Algorithm for investigation of a nodule found on ultrasound during screening or surveillance suggested by the American Association for the Study of Liver Diseases (AASLD) [3]. The typical vascular pattern shown corresponds to lesions that are hypervascular in the arterial phase, and which show wash out in the venous phase. All other patterns are considered atypical.

Figure 4 : Algorithme diagnostique selon l'AASLD. Source : (3).

2) La stadification

Les patients atteints d'un HCC sont porteurs de deux maladies synchrones - la cirrhose et l'HCC - qui ont de nombreuses interactions influençant le traitement et le pronostic. La stadification oncologique TNM habituelle est limitée car elle ne prend pas en compte la fonction hépatique.

Une classification prenant en compte des facteurs morphologiques (taille - nombre de lésion), fonctionnels (hypertension portale, élévation de la bilirubine) et généraux (statut général, symptômes liés au cancer, métastases, atteinte ganglionnaire) a été validée et est utilisée universellement : il s'agit de la stadification de la Barcelona Clinic Liver Cancer (BCLC). (Figure 5)

Elle nécessite le bilan d'imagerie hépatique réalisé selon les guidelines AASLD, une imagerie complémentaire (CT thoracique et / ou PET CT) pour exclure une extension à distance, une mesure du gradient porto-cave par cathétérisme et un bilan biologique complet de la fonction hépatique. (2)

La stadification de la BCLC est divisée en plusieurs groupes : une division sur base de la classification de Child - Pugh et de l'indice de performance de l'OMS (IP) et une sous division sur base du nombre et de la taille du / des HCC (4,5).

Ces groupes sont :
- *Stade hyper précoce (0)*: IP 0, Child - Pugh A, lésion unique < 2 cm.
- *Stade précoce (A)* : IP 0, Child - Pugh A / B, lésion unique < 5 cm ou moins de 3 nodules mesurant moins de 3 cm.
- *Stade intermédiaire (B)* : IP 0, Child - Pugh A / B, lésion unique > 5 cm ou maximum 3 lésions > 3 cm ou 4 lésions quelle que soit leur taille.
- *Stade avancé (C)* : IP 1 / 2, Child - Pugh A / B, quel que soit le nombre et / ou la taille des lésions mais avec invasion portale et / ou métastase et / ou invasion ganglionnaire.

- ***Stade terminal (D)*** : IP > 2 ou Child - Pugh A / B, quel que soit le nombre et / ou la taille des lésions.

Cette classification permet d'orienter la décision thérapeutique entre traitement chirurgical (hépatectomie partielle, greffe hépatique qui est le seul traitement vraiment curatif), interventionnel (alcoolisation percutanée (PEI), ablation par radiofréquence (RFA), embolisation artérielle transcatheter (TAE), chimio-embolisation trans-artérielle (TACE) et nouvelles techniques), médicamenteux (Sorafenib) et traitement symptomatique à visée palliative.

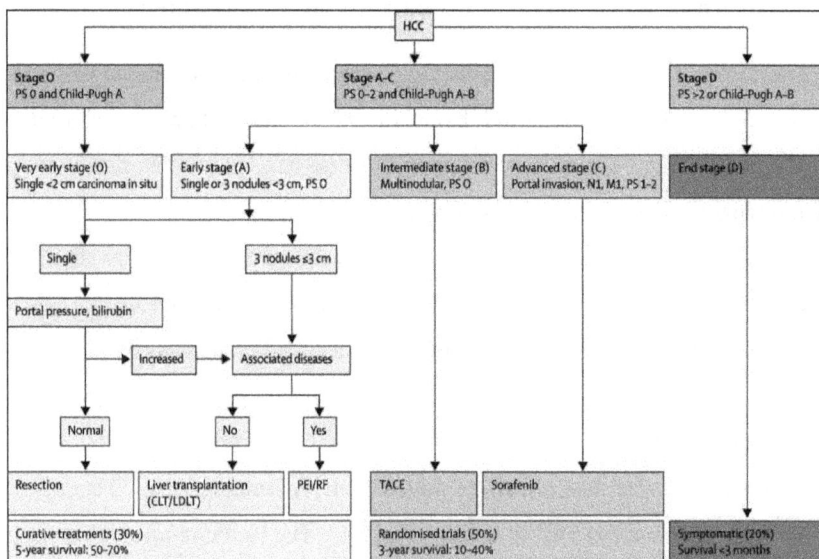

PS =performance status. N1 = lymph node involvement. M1 = metastatic spread. CLT = cadaveric liver transplantation. LDLT = live-donor liver transplantation. PEI = percutaneous ethanol injection. RF = radiofrequency. TACE = transarterial chemoembolization.

Figure 5 : Stadification et approche thérapeutique selon la Barcelona Clinic Liver Cancer. Source : (5).

Les traitements chirurgicaux sont considérés comme curatifs quelque que soit la taille de la lésion. Les traitements «mini invasifs» (PEI et RFA) sont considérés comme curatifs pour des lésions de moins de 3 cm. Par contre, les traitements endovasculaires (TAE, TACE et radio-embolisation) et médicamenteux sont considérés comme palliatifs.

Seulement 15 % des patients sont éligibles pour un traitement chirurgical au moment du diagnostic à cause d'un stade trop avancé de la maladie (extension tumorale intra-hépatique, fonction hépatique trop altérée, ...). L'hépatectomie partielle est indiquée pour les patients ayant un HCC unique, asymptomatique avec une fonction hépatique préservée (pas d'hypertension portale, d'hyper-bilirubinémie ni d'anomalie de la coagulation) et un volume hépatique résiduel suffisant (5). L'embolisation portale pré-opératoire dans le but d'induire une hypertrophie compensatrice du foie restant après hépatectomie élargie pour HCC sur cirrhose est réalisable quoique avec des résultats moins favorables que pour l'embolisation sur foie non-cirrhotique.

Par rapport à la résection chirurgicale, les traitements par radiologie interventionnelle ont pour avantage de préserver du tissu hépatique et donc de la fonction hépatique. Ainsi, ils ne compromettent pas un éventuel traitement chirurgical secondaire. Ils favorisent le «down-staging» tumoral et peuvent ainsi permettre à un patient initialement exclu de la chirurgie de résection ou de la transplantation de devenir potentiellement éligible.

Le Sorafenib utilisé actuellement dans le stade avancé (C) est la seule thérapie per os validée pour le traitement de l'HCC. Il s'agit d'un inhibiteur multi-kinase avec un effet anti-angiogénique et antiprolifératif. Plusieurs études (STORM, SPACE) sont en cours pour évaluer l'utilité de sa combinaison à la TACE dans les HCC de stade B. (6)

Le taux de survie dépend de la stadification du patient. (Figure 5)

Les patients des stades 0 et A constituent 30 % des patients. Ils peuvent bénéficier d'un traitement curatif associé à un taux de survie allant de 50 à 70 % à 5 ans.

Pour les stades B et C, qui correspondent à 50 % des patients, le traitement est palliatif et le taux de survie est de 10 à 40 % à 3 ans.

Le traitement pour les patients du stade D est symptomatique et le taux de survie est de moins de 3 mois.

3) Traitements par radiologie interventionnelle.

On parle de traitement tumoral guidé par l'imagerie car le traitement est appliqué directement dans ou au contact de la tumeur avec un contrôle «en direct» de la progression du système de délivrance (aiguille, sonde, cathéter) du principe thérapeutique. Il ne s'agit pas d'un traitement chirurgical car il ne nécessite qu'une simple incision cutanée millimétrique locale (hypochondre, épigastre) ou à distance (abord inguinal pour la ponction artérielle selon Seldinger).

Il existe plusieurs techniques classées en traitement ablatif (thermique, non thermique et chimique) ou endovasculaire, que nous allons présenter maintenant.

3.1) Traitements ablatifs

Les lésions thermiques peuvent être dues soit à une baisse soit à une hausse de la température de la tumeur.

Hormis la cryo-ablation, tous les traitements thermiques ablatifs agissent en brûlant la lésion. Les dommages sur la tumeur sont dépendants de la température atteinte et de la durée d'application.

Chauffer la tumeur à 50 - 55° C pendant environ 5 minutes provoque des dommages cellulaires irréversibles. Entre 60 et 100° C, la coagulation du tissu est provoquée. Au-delà de 100 - 110° C, le tissu est vaporisé et carbonisé. Il ne faut cependant pas dépasser 100° C car la carbonisation entraîne la formation de gaz qui réduit la transmission de la chaleur et l'efficacité du traitement. (7)

Le guidage se fait par échographie, CT ou IRM en fonction des disponibilités du service de radiologie, de l'expérience du radiologue et de la visibilité de la lésion selon la technique.

3.1.1) Ablations thermiques

A) Cryo-ablation (5, 8, 9)

La cryo-ablation consiste à détruire la lésion en gelant le tissu. Une cryo-sonde est introduite par abord percutané sous contrôle d'imagerie (l'échographie étant préférée car elle permet une évaluation du refroidissement de façon non irradiante) dans la lésion. La sonde est par la suite refroidie avec du nitrogène liquide pour atteindre une température d'environ - 20 à - 60 ° C puis est réchauffée. L'alternance du cycle refroidissement - réchauffement permet la destruction des membranes cellulaires et donc la mort cellulaire.

Un avantage de cette technique est qu'elle permet de traiter des lésions de grande taille (jusque 8 cm).

11

Malheureusement, le taux de complication peut atteindre 40 %. Ces complications sont potentiellement mortelles, en particulier le cryo-choc (qui comprend une défaillance multi-systémique et une CIVD) et dont la fréquence est évaluée à 1 %. Cette technique est donc relativement peu diffusée.

B) Ablation par radiofréquence (RFA). (5, 7, 8, 10, 11)

Il s'agit de la technique d'ablation de référence pour les hépatocarcinomes.

Le but de la RFA est de détruire la tumeur à l'aide d'un courant électrique délivré par une sonde - aiguille introduite par voie percutanée sous guidage par imagerie.

Le patient fait partie d'un circuit électrique fermé : une électrode reliée à un générateur est introduite dans la tumeur et deux électrodes patchs sont fixées sur les cuisses du patient pour faire une «sortie terre».

Lorsque le générateur est mis en fonction, un courant de haute fréquence et de haute puissance passe dans le circuit. Suite à l'importante différence de résistivité électrique à la jonction sonde - tumeur, de la chaleur est dégagée ce qui détruit la tumeur. (Figure 6)

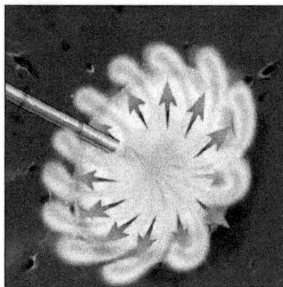

Figure 6 : schéma de la propagation de la chaleur lors de la RFA.

Source : http://www.bostonscientific.com

12

Le contrôle de la destruction tumorale peut être fait en direct car l'augmentation de température provoque le dégagement de gaz qui est visible (entre autre en échographie sous la forme de plages hyper-échogènes).

Il peut être nécessaire de réaliser au cours de la même cure plusieurs applications dans la tumeur car pour que le traitement soit considéré comme complet, on doit avoir une marge de sécurité d'au moins 5 mm à 1 cm de tissu sain détruit autour de la tumeur. La destruction de cette marge de tissu assure la destruction des invasions microscopiques fréquentes à la périphérie tumorale. Si cette marge est respectée, la RFA est considérée comme curative pour les lésions de moins de 3 cm.

L'indication d'ablation par radiofréquence concerne les patients classés hyper-précoces (St 0) et précoces (St A) selon la BCLC c'est à dire ayant un HCC unique mesurant moins de 5 cm ou au maximum 3 HCC mesurant moins de 3 cm.

Les contre-indications sont principalement liées à la position de la tumeur :

- Située à moins de 1 cm d'une voie biliaire principale (risque de sténose biliaire tardive).
- Masse péri hilaire.
- Localisation sous capsulaire exophytique (risque de saignement et de dissémination tumorale dans la cavité péritonéale).
- Lésion située à proximité de l'intestin (estomac - colon), de la vésicule biliaire ou du rein droit.

Les autres contre-indications sont la dilatation des voies biliaires intra hépatiques, la présence d'une anastomose bilio-digestive et une coagulopathie non corrigeable ou potentiellement difficile à gérer.

Concernant la contre-indication liée à la proximité d'une structure digestive, il est possible de la nuancer. En effet selon les rapports anatomiques entre le tube digestif et la tumeur, on peut injecter du sérum physiologique ou du gaz entre les deux pour créer un espace de protection qui s'opposera à la diffusion de la chaleur et limitera les lésions iatrogènes.

Le principal facteur limitant l'efficacité de la RFA est le «heat sink effect» : cet effet est secondaire à la présence de gros vaisseaux (> 3 mm) dont le flux sanguin va dissiper la chaleur crée par la sonde. Le traitement d'une lésion accolée à un gros vaisseau sera donc beaucoup plus long ou nécessitera au préalable un geste endovasculaire (occlusion temporaire avec un ballonnet ou embolisation).

Sur base des critères de topographie (contre-indications et «heat sink effect»), environ 30 % des patients éligibles sur base de la classification BCLC pour un traitement par RFA seront récusés.

La mortalité est faible (de l'ordre de 0.1 - 0.5 %) et est secondaire à un sepsis, une insuffisance hépatique aigue, une perforation colique ou une thrombose porte.

Les complications sont relativement rares : entre 5 et 8.9 % pour les mineures et entre 2.2 et 3.1 % pour les majeures.
Les complications majeures sont l'hémorragie intrapéritonéale, la perforation digestive, le pneumo- ou l'hémothorax, l'abcédation hépatique, la décompensation hépatique, les lésions des voies biliaires (sténose) et la dissémination de cellules tumorales sur le trajet de l'aiguille.
La coagulation du trajet de l'aiguille se fait de façon systématique de nos jours, ce qui a permis de faire passer ce taux de dissémination d'un maximum de 12 % auparavant à 0.9 - 4 % actuellement.

Plusieurs études ont rapporté un taux d'ablation complète entre 80 et 100 % pour les HCC de moins de 3 cm, de 50 à 80 % pour les HCC entre 3 et 5 cm et de 25 % pour les HCC de plus de 5 cm. (5)

Ce traitement a montré une telle efficacité qu'une question est actuellement à l'étude : la RFA est-elle aussi efficace que la chirurgie (hépatectomie partielle) dans le traitement des lésions de moins de 5 cm ?

C) Ablation par micro-ondes (5, 7, 8, 9)

Il s'agit d'une technique utilisant des ondes électro-magnétiques de fréquence supérieure à 900 kHz. Une sonde bi-polaire de forme et taille spécifique à la lésion est introduite par voie percutanée (contrôle échographique le plus souvent) jusqu'à la lésion.

Le passage des micro-ondes dans les tissus et les cellules provoque la rotation des molécules d'H2O ce qui génère de façon immédiate et continue de la chaleur qui va détruire la tumeur.

Cette technique présente peu de complication, qui sont en général bénignes (douleur, fièvre, majoration des enzymes hépatiques, ascite, épanchement pleural, lésion diaphragmatique).

Ses indications et son efficacité oncologique sont similaires à celles de la RFA.

D) Ablation par laser (5, 8, 9)

Cette technique, aussi appelée thermo-thérapie induite par laser, est réalisée par abord percutané.

Sous contrôle échographique, une ou plusieurs sondes contenant plusieurs fibres optiques sont placées dans la tumeur puis les photons délivrés sont transformés en chaleur qui provoque la coagulation. En fonction de la forme de la sonde, du nombre de fibres optiques ainsi que de la longueur d'onde utilisée, on peut obtenir un volume de tissu détruit variable.

Les complications sont peu fréquentes : 1.5 % pour les complications graves (0.8 % de décès) et 6.2 % pour les complications mineures.

Ses indications et résultats sont similaires à ceux de la RFA.

E) Ablation par ultrasons de haute fréquence focalisés (5, 9)

Le principal intérêt de cette technique (dont l'appellation consacrée est HIFU - High Intensity Focused Ultrasounds) est qu'elle est non invasive car elle utilise une sonde d'ultrasons à haute énergie posée sur la peau. Le guidage est réalisé par échographie ou par IRM.

Les ultrasons sont focalisés de façon très réduite (1 à 3 mm) au sein de la tumeur ce qui permet le dépôt d'énergie acoustique et l'élévation de la température.

Malheureusement ce caractère non invasif n'est pas applicable en pratique pour les lésions hépatiques du fait de l'interposition des côtes qui rend la focalisation des ultrasons difficile. Cela a amené certaines équipes à réaliser au préalable des résections costales partielles.

En plus, du fait de la focalisation sur une surface de quelques millimètres carrés, la destruction tumorale est très longue à obtenir.

3.1.2) Ablations non thermiques

A) Electroporation irréversible (IRE) (8, 9)

L'électroporation est une technique qui modifie le potentiel électrique de la paroi cellulaire ce qui provoque la rupture pariétale et la mort cellulaire.

Du fait de sa nature électrique, cet examen nécessite une anesthésie générale avec injection de drogues bloquant la jonction neuromusculaire pour éviter les contractures musculaires.

Par rapport aux techniques thermiques, l'IRE présente l'avantage d'être très rapide (le potentiel électrique est modifié en quelques millisecondes) et de ne pas être limitée par l'effet de dissipation de la chaleur par le flux sanguin («heat sink effect»). De par l'absence de cette limite, l'IRE permet de traiter des lésions proches des structures vasculaires.

B) Thérapie médicamenteuse activée par la lumière (8, 9)

Il s'agit d'une technique mixte : dans un premier temps on injecte en intra-veineux de la talaporfine sodique qui est un médicament qui va spontanément se concentrer dans les cellules tumorales. Par la suite, une sonde émettrice de lumière est introduite par voie percutanée dans la tumeur. Lorsqu'une lumière de certaine longueur d'onde est émise, la talaporfine sodique réagit et libère de l'oxygène singulier (molécule O_2 ayant une répartition instable de ses électrons de surface) qui va provoquer la mort cellulaire par apoptose et l'occlusion vasculaire locale par les débris cellulaires. L'avantage principal de cette technique est que la molécule s'accumule préférentiellement dans la tumeur et donc son traitement ne peut pas léser les structures voisines (intestins, …).

Le traitement est en général bien toléré hormis une photosensibilité cutanée transitoire nécessitant des précautions temporaires.

3.1.3) Ablations chimiques

Il s'agit de techniques qui détruisent la tumeur par l'injection percutanée d'un agent chimique.

A) Injection percutanée d'éthanol (Percutaneous Ethanol Injection- PEI) (5, 7, 8)

Il s'agit d'une des techniques ablatives les plus anciennes car elle est validée et utilisée depuis les années 1980.

La technique consiste à injecter dans la lésion par voie percutanée de l'éthanol à 95 % à l'aide d'une aiguille perforée latéralement. L'éthanol provoque la déshydratation cellulaire, la dénaturation des protéines et l'occlusion des micro-vaisseaux. Il en résulte une coagulation tumorale.

Le plus souvent les HCC sont des lésions homogènes de consistance plus faible que le foie cirrhotique adjacent. Cette caractéristique permet la bonne imprégnation de la tumeur par l'alcool et limite la fuite dans le tissu hépatique de voisinage. Cependant ce caractère homogène n'est pas systématique et il peut exister des septas intra-tumoraux qui empêchent la diffusion de l'alcool et rendent nécessaire de ponctionner la lésion à plusieurs endroits.
De plus cette technique nécessite souvent plusieurs séances.

La PEI présente les avantages d'être très peu onéreuse et d'avoir une faible morbidité. Ses résultats immédiats sont bons (nécrose complète d'environ 70 % des lésions de petite taille) mais une récidive tardive chez 33 à 43 % des patients est communément rapportée. La RFA s'est avérée plus efficace en termes de pourcentage de récidive et de nombre de séances nécessaires. Les indications résiduelles de la PEI sont les contre-indications à la RFA.

B) Injection percutanée d'acide acétique

Ce traitement initialement prometteur n'est actuellement plus utilisé car il n'est pas avantageux par rapport à la PEI.

3.2) Traitements endovasculaires

La vascularisation hépatique est issue à 75 % de la veine porte et à 25 % de l'artère hépatique.

Les HCC ont la particularité anatomique d'être préférentiellement vascularisés par le réseau artériel. Ceci a permis le développement de techniques endovasculaires artérielles pour agir au maximum sur la tumeur en préservant le parenchyme hépatique.

Le traitement a pour but soit de bloquer l'apport sanguin à la tumeur (injection de particules emboligènes) soit de lui délivrer des drogues (chimiothérapie / matériel radioactif) localement à haute dose, soit de réaliser la combinaison des deux.

Ces modalités thérapeutiques sont considérées comme étant palliatives car elles permettent la réduction de volume de la tumeur, mais le plus souvent sans destruction complète. Elles sont donc utilisées soit dans un but de down-staging soit dans un but purement palliatif.

Ces traitements sont réalisés par artériographie avec guidage fluoroscopique et contrôles radiographiques.

L'abord se fait par ponction artérielle (le plus souvent au niveau de l'artère fémorale commune) et cathétérisme selon la technique de Seldinger. Le cathéter (4 ou 5 French) est amené au niveau de l'artère hépatique propre où l'on réalise dans un premier temps une artériographie hépatique diagnostique qui recherchera l'hyper-vascularisation tumorale et précisera la topographie et le nombre de lésions.

On réalise par la suite une cathéterisme sélectif voire hyper-sélectif à l'aide de micro-cathéters (2.4 à 2.7 French).

En fonction du matériel d'embolisation utilisé, on distingue l'embolisation «simple» (Transcatheter Arterial Embolisation - TAE), la chimio-embolisation (Trans Arterial Chemo Embolisation - TACE) au sein de laquelle il existe plusieurs sous types, et la Radio - embolisation.

3.2.1) L'embolisation «simple» (TAE) (5, 9, 12)

Il s'agit d'obtenir une occlusion de l'artère nourricière de la tumeur, sans injecter de drogues actives sur la tumeur. L'embolisation peut se faire au moyen de Lipiodol®, de Gelfoam® ou de microparticules emboligènes (PVA ou microsphères - par exemple Bead Block®).

Un inconvénient lié à cette interruption de la vascularisation consiste au fait que l'ischémie est connue comme étant un facteur stimulant la néo-angiogenèse. La TAE pourrait tardivement avoir un effet inverse à celui cherché. C'est pour éviter cette limite que la TACE a été mise au point.

<u>3.2.2) La chimio-embolisation (TACE)</u> (5, 9, 12)

Cette technique doit être considérée comme une évolution de la TAE. En plus du matériel emboligène, on injecte de la chimiothérapie dans les artères nourricières. Grâce à l'arrêt de la vascularisation artérielle, on obtient une plus grande concentration locale de chimiothérapie et donc une plus grande efficacité.

De plus, la délivrance locale du traitement permet d'une part de limiter les effets secondaires généraux et d'autre part d'augmenter la dose totale injectée.

La substance cytotoxique utilisée varie selon les centres (Doxorubicine, Irinotecan, Cisplatine …). La molécule ayant montré la plus grande efficacité est la Doxorubicine.

Plusieurs études ont mis en évidence la supériorité de la TACE sur la TAE. Par exemple, une méta-analyse de Varela et al (Journal of Hepatology - 2007) a mis en évidence une réponse complète à 6 mois de 26.8 % pour la TACE (DC Bead®) versus 14 % pour la TAE.

Les contre-indications absolues cliniques et biologiques de la TACE sont l'ictère, l'encéphalopathie d'origine hépatique, un flux porte hépatofuge, une thrombose porte, une invasion tumorale hépatique supérieure à 50 %, la présence de métastases et un antécédent de TIPSS.

Les contre- indications biologiques consistent en une altération importante de la fonction hépatique, une hypoplaquettose (< 60 000/microL) ou un taux de globules blancs inférieur à 25 000/microL.

Les contre-indications relatives sont la thrombose vasculaire tumorale (veines sus hépatiques ou porte), l'hypertension portale et la présence d'une anastomose bilio-digestive.

La TACE est en général bien tolérée. Cependant un syndrome post embolisation (fièvre et douleur de la zone embolisée durant moins de 3 jours, de résolution spontanée) et une altération temporaire de la fonction hépatique (durant moins de 3 jours) sont décrits chez 40 à 85 % des cas. (5)

Les complications peuvent être de plusieurs types :
- Complications liées à la technique artériographique : hématome du point de ponction, pseudo-anévrysme du point de ponction, perforation artérielle, dissection artérielle, insuffisance rénale aigue (liée au produit de contraste iodé), hémorragie gastro-intestinale.
- Complications liées à l'embolisation : cholécystite ou pancréatite ischémique, infarctus splénique, nécrose hépatique ou tumorale, embolie pulmonaire, ischémie des voies biliaires et abcès hépatique.
- Complication liée à l'intervention sur le foie : insuffisance hépatique aigue (encéphalopathie, ascite, ictère …).

Les complications directement liées à l'embolisation et à l'intervention sur le foie sont présentes dans moins de 10 % des cas.

Il existe deux techniques de TACE qui différent selon le matériel emboligène utilisé.

A) Lipiodol®

Le Lipiodol® (Figure 7) est une huile iodée qui permet de transporter la chimiothérapie. Elle a une affinité marquée pour les cellules tumorales et reste donc fixée dans celle ci, ce qui prolonge le contact tumeur - chimiothérapie.

D'un point de vue technique, on commence par injecter une émulsion de Lipiodol® et de chimiothérapie puis on complète l'embolisation avec du Gelfoam® (Figure 8).

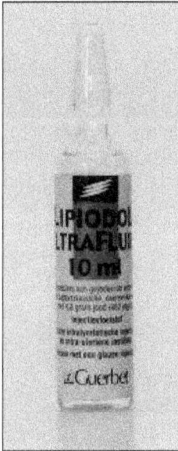

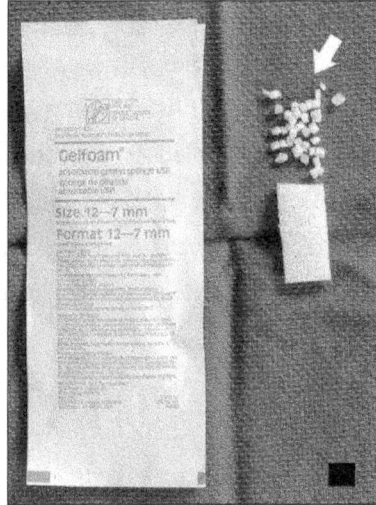

Figure 8 : Gelfoam®

Source : http://www.ajronline.org

Figure 7 : Lipiodol®

Source : http://www.guerbet.nl

B) Micro-particules chargées avec la chimiothérapie (DEB : Drug Eluting Beads)

Les DEB (Figure 9) sont des micro-billes de taille variable présentant une ionisation de surface. Cette charge électrique négative permet de fixer des molécules de chimiothérapie si elles sont chargées positivement (Doxorubicine). Dans le cadre d'une TACE, on utilise des particules dont la taille est calibrée entre 100 et 700 micromètres. Les particules les plus petites permettent initialement de bloquer la vascularisation centrale de la tumeur (micro-vaisseaux), ensuite les particules plus volumineuses vont occlure la «macro» vascularisation tumorale plus périphérique. Le relargage de la Doxorubicine à partir des microsphères s'étend sur 14 jours avec un pic de concentration intra-tumorale à 24h.

Par rapport à la TACE réalisée avec du Lipiodol®, les DEB ont l'avantage de réduire la fuite de chimiothérapie dans la circulation systémique. Il s'ensuit une plus grande concentration intra-tumorale et donc une meilleure efficacité et une réduction des effets systémiques.

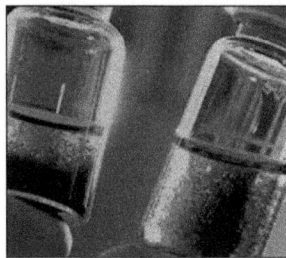

Figure 9 : exemple de micro particules = DC Bead®

Source : http://www.biocompatibles.com

3.2.3) la Radio-embolisation (9, 13)

La Radio-embolisation est un traitement loco-régional de lésion hépatique primitive (HCC) ou secondaire (principalement métastases colo-rectales).

Il existe plusieurs techniques qui varient en fonction du matériel ainsi que de la molécule radioactive utilisée.

Le principe général est similaire à celui d'une embolisation hormis que le but final n'est pas l'interruption du flux artériel mais de déposer au sein des micro-vaisseaux tumoraux des particules chargées d'un produit radioactif.

Contrairement à la TAE et TACE, les patients présentant une thrombose porte peuvent être traités par radio-embolisation parce que cette technique épargne la vascularisation artérielle hépatique centrale.

Les techniques initiales de radio-embolisation étaient basées sur l'utilisation du Lipiodol® chargé par de l'iode 131 ou du Rhénium 188. Un inconvénient de cette technique est que les patients devaient rester hospitalisés en chambre d'isolement pendant plusieurs jours après l'injection compte tenu de la longue demi vie du produit et de sa forte pénétration.

Actuellement, on utilise des microsphères de verre sur lesquelles sont fixées des molécules de 98 Yttrium (TheraSpheres® à faible pouvoir emboligène ou SIR-sphere® à haut pouvoir emboligène).

Contrairement à la radio-embolisation au Lipiodol®, le traitement par microsphères se fait en deux étapes :
- Une artériographie hépatique avec embolisation par coils des branches issues du réseau artériel hépatique mais irriguant des territoires extra hépatiques afin d'éviter l'injection d'98 Yttrium dans ces territoires (tube digestif). Immédiatement après l'artério-embolisation, réalisation d'une

scintigraphie aux macro-agrégats d'albumine afin de détecter des éventuels shunts hépato-pulmonaires et pour calculer la dose optimale d'98 Yttrium à injecter.

- Quelques jours plus tard, injection sélective des microsphères radioactives dans le territoire préalablement testé par les macro-agrégats d'albumine.

Bien que les résultats de la radio-embolisation dans le traitement de l'HCC soient similaires à ceux de la TACE, cette technique est en général réservée aux patients présentant une thrombose porte compte tenu du coût et de la complexité de la procédure.

B) REVUE DE LA LITTÉRATURE

Nous avons réalisé une revue de la littérature en utilisant les bases de données des sites internet Pubmed, SpringerLink ainsi que des journaux spécialisés en radiologie interventionnelle (entre autres le Journal of Vascular and Interventional Radiology, USA).

Nous avons trouvé des articles originaux ainsi qu'une méta-analyse ayant pour sujet le traitement combiné RFA + TACE dans le traitement de l'hépatocarcinome.

Toutes ces études présentent des protocoles différents :

- HCC de taille très variable avec des critères d'inclusion très restrictifs (moins de 3 cm) ou au contraire très larges (toute lésion de taille inférieure à 12 cm).

- HCC déjà traités par une autre technique ou non.
- Variabilité dans le type de TACE (DEB, Lipiodol® seul, Lipiodol® associé au Gelfoam®).
- Ordre d'application des traitements RFA et TACE.
- Délai d'application entre les traitements. La TACE et la RFA ont été réalisées pendant le même temps opératoire ou de façon séparée (intervalle allant jusqu'à 2 semaines).
- Délai avant la réalisation de la première imagerie de contrôle (à partir de J1 post opératoire jusqu'à 2 mois).
- Technique gold standard par rapport à laquelle la combinaison thérapeutique est comparée (TAE, TACE, RFA, PEI).
- Format des études : rétrospective, prospective avec bras comparatif rétrospectif, prospective randomisée pour les deux bras comparés…
- Critères de comparaison : taux de survie à court et long terme, efficacité morphologique évaluée de façon immédiate ou à long terme, délai avant récidive locale…
- Recherche des facteurs de risque de récidive, de progression …

Certaines études avaient des critères d'inclusion très larges, en particulier la taille et un éventuel traitement loco-régional précédemment réalisé, ce qui explique leur importante cohorte de patients.

Certaines études n'étaient très rigoureuses : modification en cours d'étude du type de traitement réalisé (TACE au Lipiodol® puis aux DEB), comparaison avec une autre technique (TACE réalisée avec du Lipiodol® comparée avec la combinaison TACE réalisée aux DC Bead® + RFA) ou délai variable entre la TACE et la RFA au sein du même bras.

Les résultats de ces études sont encourageants :

- Dès 2002, l'équipe de S. NAHUM GOLDBERG (14) a démontré de façon expérimentale sur des modèles animaux l'intérêt de la combinaison RFA associée à la Doxorubicine. Cette étude portait sur des adénocarcinomes mammaires et la Doxorubicine est injectée par voie IV. Cependant, cette expérimentation a permis d'initier la réflexion sur les combinaisons thérapeutiques.
- Y. KOICHIRO et al (14) ont évalué en 2002 la combinaison TACE puis RFA et ont montré que les résultats ne sont pas favorables pour les lésions de taille allant de 5 à 12 cm (45.5 % de «réponse complète» après une cure et 33 % de récidive à 12 mois en périphérie de la zone traitée).
- A. VELTRI et al (16) ont réalisé en 2006 une étude comparative TACE (Lipiodol®) + RFA versus RFA avec de multiples critères d'inclusion et donc plusieurs cohortes et sous cohortes. Ils publient des résultats intéressants pour toutes leurs sous cohortes, en particulier celle qui concerne les HCC n'ayant jamais été précédemment traités. Cette sous-cohorte présente au CT de contrôle à deux mois 71.4 % (30 lésions sur 42) de «réponse complète» et 28.6 % (12 lésions sur 42) de «réponse partielle» pour les lésions de 3 à 8 cm. Il faut noter que le délai entre la TACE et la RFA variait de 0 (traitements concomitants) à 4 jours, sans que cela ne soit distingué au niveau de l'analyse des résultats.
- L'étude de B-Q. CHENG et al de 2008 (17) rapporte de très bons résultats dans la comparaison TACE + RFA versus TACE mais cet article a été retiré pour des problèmes d'objectivité des auteurs ainsi que des irrégularités lors de la randomisation.

- T. SHIBATA et al (18) ont démontré en 2009 que la combinaison TACE + RFA n'apporte pas de bénéfice par rapport à la RFA seule dans le traitement des HCC de moins de 3 cm.
- La méta-analyse de W. WANG en 2010 (19) a évalué 10 études randomisées comparant différentes combinaisons thérapeutiques (TACE + RFA ou PEI) avec différents gold standard (TACE / PEI / RFA). Ces études datant de 2006 et 2007 montrent une amélioration de la survie à 1, 2 et 3 ans avec une bonne réponse immédiate. Cependant, la conclusion de la méta-analyse est qu'il est nécessaire de continuer à étudier cette combinaison car le nombre total d'études n'est pas suffisant pour obtenir des conclusions satisfaisantes.

Par rapport à ces études, nous avons décidé d'appliquer des critères d'inclusion plus restrictifs et d'utiliser une technique de traitement standardisée.

C) Matériel et méthode.

Nous avons réalisé une étude comparative avec un bras prospectif et un bras rétrospectif.

Notre **but primaire** est de comparer l'efficacité après une seule séance de la combinaison thérapeutique «ablation par radiofréquence (RFA) associée à la chimio-embolisation (TACE)» versus TACE seule pour le traitement de l' hépatocarcinome.

Le **but secondaire** est de comparer le taux de complication immédiate de cette combinaison.

Le **but tertiaire** est de comparer la nécessité d'un traitement complémentaire.

1) Critères d'inclusion

Ont été inclus des patients atteints d'hépatocarcinome (une ou plusieurs lésions) quelle qu'en soit l'étiologie mais jamais été traité auparavant.

Seules des lésions de diamètre compris entre entre 3 et 8 cm ont été incluses.

Nous avons fixé la limite inférieure à 3 cm car en dessous de cette valeur la technique de ponction percutanée est plus difficile (ce qui crée donc un potentiel facteur de non reproductibilité entre les patients) et surtout, comme expliqué dans le chapitre précédent, la combinaison thérapeutique ne semble pas apporter d'avantage pour ces lésions.

Nous avons fixé la limite supérieure à 8 cm car au-delà de cette valeur la RFA, avec le matériel à notre disposition actuellement, perd nettement en efficacité et il est nécessaire de réaliser plusieurs ponctions pour pouvoir traiter la totalité de la lésion.

2) Bras rétrospectif

Le bras rétrospectif comprend des patients traités dans le service de radiologie interventionnelle des Cliniques Universitaires Saint Luc entre Septembre 2006 et Octobre 2010. 37 patients pour un total de 46 lésions ont été inclus.

Ces patients ont été traités par chimio-embolisation à l'aide de particules chargées par 100 mg de Doxorubicine (DC Bead®, Biocompatibles). Ces particules sont divisées en 2 groupes : dans un premier temps, l'embolisation est distale avec des particules calibrées entre 300 et 500 micromètres. Dans le second temps, des particules calibrées entre 500 et 700 micromètres sont injectées.

Ce traitement est réalisé sous sédation profonde : pour le cathétérisme hépatique et l'artériographie diagnostique de la tumeur le patient est conscient car il doit être capable de réaliser des apnées à la demande, puis lors de la phase d'embolisation, l'anesthésiste réalise la sédation.

Pour la surveillance, le patient est hospitalisé pendant quelques jours soit dans le service de chirurgie digestive soit dans le service de gastro-entérologie.

3) Bras prospectif

Les patients du bras prospectif ont été traités dans le service de radiologie interventionnelle des Cliniques Universitaires Saint Luc.

3.1) Population

Les patients ont été recrutés entre octobre 2010 et février 2011.

Bien que pendant cette période, 42 séances de traitement par radiologie interventionnelle pour 32 patients porteurs d'HCC ont été réalisées, notre cohorte est relativement petite (6 patients - 6 lésions) suite aux critères d'inclusion stricts.

Ont été exclues les lésions :

- De taille inférieure à 3 cm ou supérieure à 8 cm.
- Dont l'abord percutané n'était pas réalisable (profondeur, interpositions digestives).
- Situées à proximité des vaisseaux.
- Situées à proximité du hile hépatique ou à proximité d'organes thermo-sensibles (diaphragme, intestins, vésicule biliaire).
- Précédemment traitées.

Par contre, les patients ayant une nouvelle lésion apparue dans un autre lobe que celui contenant un HCC antérieurement traité pouvaient être inclus. Aucun patient rentrant dans ce critère ne s'est présenté au cours de notre étude.

Enfin, 5 patients éligibles pour la combinaison RFA + TACE n'ont pas pu être inclus suite au refus du médecin référent.

3.2) Technique

Le traitement combiné est réalisé sous anesthésie générale, sauf refus du patient. Les arguments pour la réalisation d'une anesthésie générale sont :

- La durée du traitement : deux heures entre l'induction de l'anesthésie et la fin de la procédure interventionnelle.
- La nécessité d'obtenir des apnées parfaites durant les deux procédures (ce qui n'est pas réalisable sous simple sédation).

La séquence d'application des deux traitements est toujours actuellement controversée (20, 21) :

- Réaliser la TACE en premier suivie de la RFA a pour unique avantage de réduire au maximum l'effet de dispersion thermique par le flux sanguin suite à l'embolisation initiale.
- Réaliser la RFA dans un premier temps permettrait de créer une réaction inflammatoire avec vasodilatation des micro-vaisseaux persistants en périphérie de la tumeur ainsi que dans le tissu sain péri-tumoral, ce qui favoriserait une captation plus intense des particules chargées de chimiothérapie par la tumeur résiduelle.

De plus, la partie centrale de la tumeur étant détruite par la RFA, une concentration plus importante de particules chargées se retrouvera dans le tissu tumoral résiduel périphérique qui est le plus actif.

Enfin, l'hyperthermie déterminée par la RFA lèse les cellules périphériques non-nécrosées qui pourraient dès lors être plus sensibles à la chimiothérapie.

Un argument en défaveur de la réalisation de la TACE avant la RFA est d'ordre technique : après embolisation, la lésion devient hyperéchogène ce qui limite le monitoring échographique lors de l'application de la RFA.

Suite à ces arguments, nous avons décidé de réaliser dans un premier temps la RFA puis la TACE.

Les traitements ont été réalisés lors d'une même séance afin de bénéficier de la potentialisation de la chimiothérapie par l'hyper-vascularisation inflammatoire mais également afin d'éviter au patient deux anesthésies dans un cours laps de temps.

Pour la radiofréquence, nous avons réalisé un abord percutané avec guidage échographique. Le matériel de radiofréquence comporte un générateur et une aiguille soit de la firme AngioDynamics Rita® (Figure 10) avec aiguille StarBust Talon® soit de la firme RadioTherapeutics - RF 2000® avec aiguille LeVeen® (Figure 11), en choisissant les aiguilles de taille adaptée à la lésion.

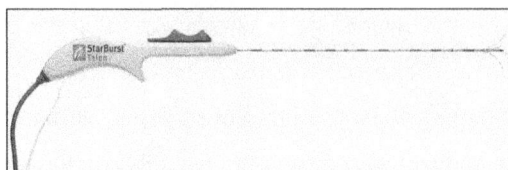

Figure 10 : Aiguille Rita® StarBurst Talon®

Source : http://www.angiodynamics.com

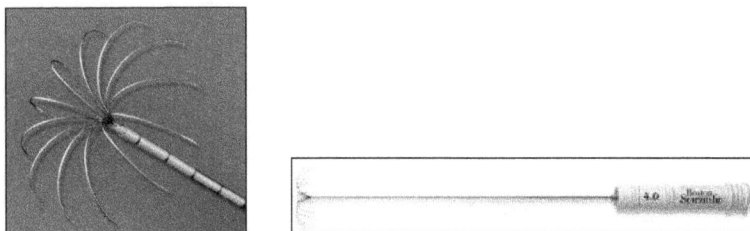

Figure 11 : Aiguille LeVeen®

Source : http://www.bostonscientific.com

La chimio-embolisation est réalisée de manière sélective ou hypersélective selon la morphologie et l'accessibilité de la lésion. La procédure TACE est réalisée selon la même technique que pour le bras rétrospectif.

Les 4 premiers patients de l'étude ont été traités de façon séquentielle RFA puis TACE. Par contre pour les patients suivants, dans un souci de gain de temps, le cathétérisme et l'artériographie diagnostique ont été réalisés pendant l'application de la RFA (Figure 12). Aucun geste thérapeutique n'a été réalisé par voie endovasculaire tant que l'ablation par RFA ne soit considérée comme complète.

34

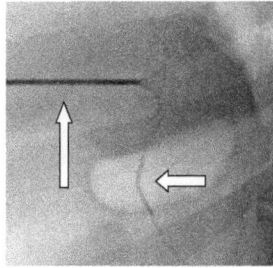

Figure 12 : Cathéter d'angiographie (flèche horizontale)
avec aiguille de RFA (flèche verticale) en place.

Il n'y a pas eu de complication per-opératoire.

Un patient a présenté des vomissements modérés au réveil, immédiatement traités par anti-émétiques intraveineux. Cela n'a pas été considéré par les anesthésistes comme une complication.

4) Evaluation de l'efficacité thérapeutique

Pour les 2 bras de l'étude, l'efficacité thérapeutique est évaluée après une seule séance après un délai moyen de 41 jours (extrêmes : 32 à 60 jours) pour le bras prospectif et de 43.8 jours (extrêmes : 17 à 90 jours) pour le bras rétrospectif. Ce premier contrôle est réalisé par une imagerie en coupe (IRM ou CT) avec injection intraveineuse de produit de contraste.

Le délai moyen de 6 semaines a été choisi afin d'éviter le risque de «faux positif» du à la réaction inflammatoire décrite en périphérie de la lésion dans les semaines qui suivent le traitement par radiofréquence.

Deux critères ont été choisis pour évaluer la réponse au traitement : la plus grande dimension de la lésion et la persistance d'un rehaussement tumoral en phase artérielle.

En effet, après application d'un traitement local (RFA ou PEI), le degré de nécrose tissulaire n'est pas immédiatement corrélé avec la réduction de taille de la lésion mais bien avec la disparition du rehaussement tumoral à la phase artérielle de l'injection. En effet, le traitement local induit une réaction inflammatoire, de l'œdème voire une hémorragie qui peuvent au contraire provoquer une légère majoration transitoire du volume tumoral alors que l'analyse anatomopathologique démontre une nécrose tumorale. (22)

Dés lors, nous avons donc décidé d'évaluer la réponse thérapeutique selon le critère RECIST modifié (mesure du plus grand axe de la partie rehaussante résiduelle de la lésion, c'est-à-dire la partie non nécrosée) mais aussi selon le critère RECIST conventionnel (plus grand axe de la lésion).

Le type de réponse a été classé selon le tableau ci-dessous (Figure 13). (23, 24)

Table 2 Assessment of Target Lesion Response: Conventional RECIST and mRECIST Assessment for HCC Following the AASLD-JNCI Guideline

RECIST	mRECIST for HCC
CR = Disappearance of all target lesions	CR = Disappearance of any intratumoral arterial enhancement in all target lesions
PR = At least a 30% decrease in the sum of diameters of target lesions, taking as reference the baseline sum of the diameters of target lesions	PR = At least a 30% decrease in the sum of diameters of viable (enhancement in the arterial phase) target lesions, taking as reference the baseline sum of the diameters of target lesions
SD = Any cases that do not qualify for either partial response or progressive disease	SD = Any cases that do not qualify for either partial response or progressive disease
PD = An increase of at least 20% in the sum of the diameters of target lesions, taking as reference the smallest sum of the diameters of target lesions recorded since treatment started	PD = An increase of at least 20% in the sum of the diameters of viable (enhancing) target lesions, taking as reference the smallest sum of the diameters of viable (enhancing) target lesions recorded since treatment started

AASLD, American Association for the Study of Liver Diseases; JNCI, Journal of the National Cancer Institute; HCC, hepatocellular carcinoma; mRECIST, modified Response Evaluation Criteria in Solid Tumors; CR, complete response; PR, partial response; SD, stable disease; PD, progressive disease.

Figure 13 : Classification de la réponse thérapeutique selon les modèles RECIST et mRECSIT.

Source : (23).

5) Dossiers cliniques

Voici ci-dessous le dossier radiologique de trois patients traités par combinaison RFA + TACE.

5.1) Premier patient

Il s'agit d'un homme de 76 ans présentant une cirrhose éthylique sur laquelle s'est développé un HCC du segment VII. Cette lésion unique mesure 50 mm.

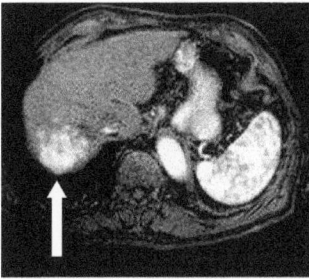

IRM diagnostique (avec injection IV de Gadolinium) :
Lésion nodulaire de S VII hyper-rehaussante en phase artérielle = HCC (flèche).

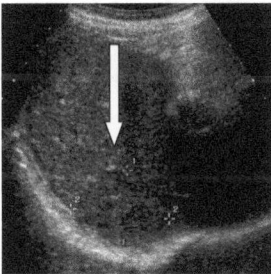

Echographie de repérage pré-thérapeutique :
Lésion nodulaire hypo-échogène bien délimitée correspondant à l'HCC (flèche).

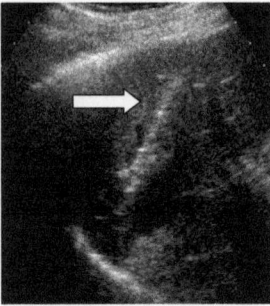

Echographie de guidage lors de la mise en place de l'aiguille de RFA (flèche) qui apparaît hyper-échogène.

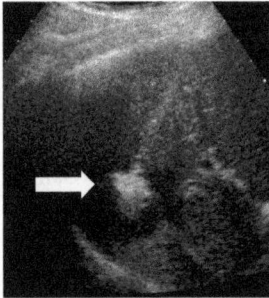

Echographie de monitoring en cours de RFA :

L'HCC devient progressivement hyper-échogène (flèche).

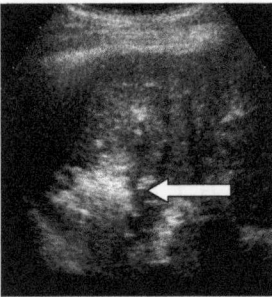

Echographie de contrôle immédiatement après la RFA :

L'HCC est devenu totalement hyper-échogène (flèche).

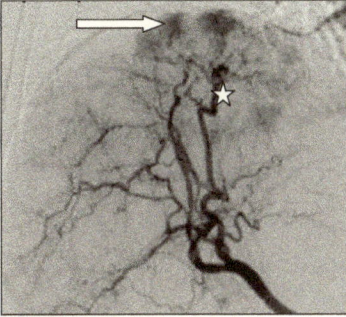

Artériographie diagnostique post RFA :

- Flèche horizontale : plages hyper-rehaussantes correspondants aux zones de réaction inflammation péri-tumorale induite par la RFA.

- Etoile : plage partiellement dévascularisée correspondant à la zone de l'HCC nécrosée par la RFA.

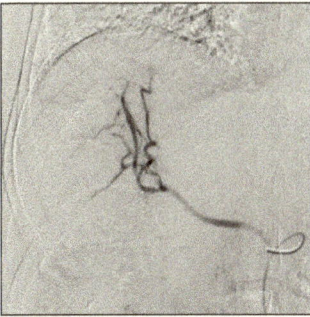

Artériographie post RFA + TACE :

Absence de prise de contraste correspondant à la dévascularisation tumorale complète.

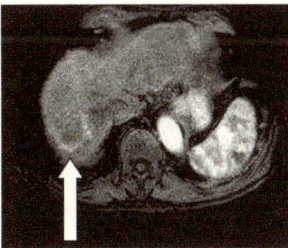

IRM (avec injection IV de Gadolinium) réalisée 32 jours après traitement par RFA + TACE :

Absence de rehaussement tumoral en phase artérielle = nécrose complète de l'HCC (flèche).

5.2) Second patient

Il s'agit d'un patient de 54 ans infecté par le virus de l'hépatite C. Cette hépatite virale s'est compliquée d'une cirrhose sur laquelle se sont développées plusieurs lésions nodulaires. La lésion la plus volumineuse est située dans le segment VI et mesure 40 mm. Seule cette lésion est visible en échographie.
Le traitement combiné a visé uniquement la lésion de S VI.

Son dossier est présenté dans l'ordre chronologique :

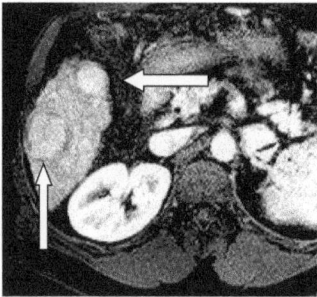

IRM diagnostique (avec injection IV de Gadolinium) :

- Lésion nodulaire de S VI hyper-rehaussante en phase artérielle = HCC (flèche verticale). Il s'agit de la lésion ciblée par le traitement RFA + TACE.

- Seconde lésion invisible à l'échographie (flèche horizontale).

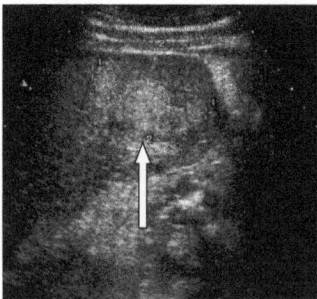

Echographie de repérage pré-thérapeutique :

Lésion nodulaire hétérogène hypo et hyper-échogène bien délimitée correspondant à l'HCC (flèche).

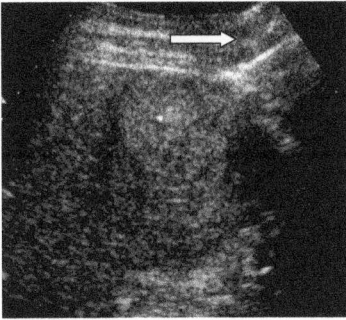

Echographie de guidage lors de la mise en place de l'aiguille de RFA (flèche) qui apparaît hyper-échogène.

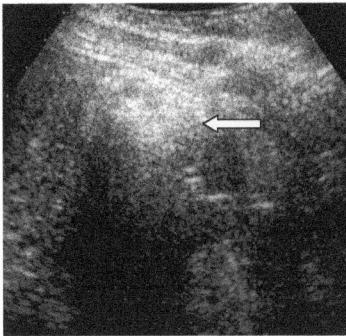

Echographie de contrôle immédiatement après la RFA :

L'HCC est devenu totalement hyper-échogène (flèche).

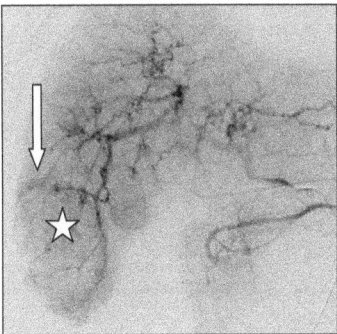

Artériographie diagnostique post RFA (phase artérielle):

- Flèche verticale : couronne hyper-rehaussante correspondant à la zone inflammatoire péri-tumorale induite par la RFA.

- Etoile : plage dévascularisée correspondant à la zone centrale de l'HCC nécrosée par la RFA.

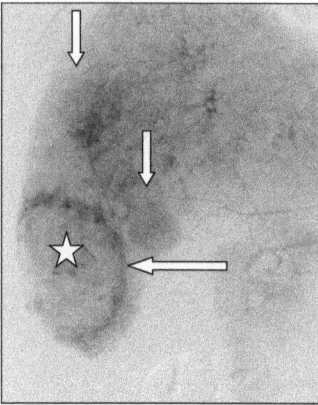

Artériographie diagnostique post RFA (phase intermédiaire) :

- Flèche horinzontale : couronne hyper-rehaussante correspondant à la zone inflammatoire péri-tumorale induite par la RFA.

- Etoile : plage dévascularisée correspondant à la zone centrale de l'HCC nécrosée par la RFA.

- Flèches verticales : lésions non ciblées par le traitement combiné.

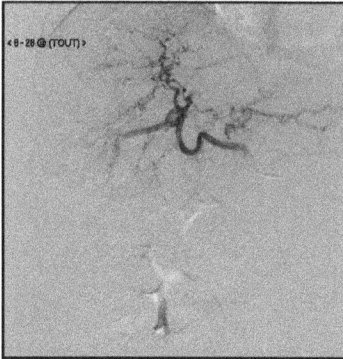

Artériographie post RFA + TACE :

Absence de prise de contraste correspondant à la dévascularisation tumorale complète.

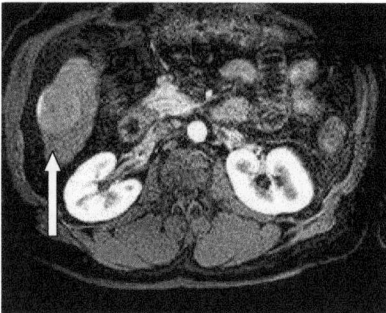

IRM (avec injection IV de Gadolinium) réalisée 47 jours après traitement par RFA + TACE :

Absence de rehaussement tumoral en phase artérielle
= nécrose complète de l'HCC (flèche).

5.3) Troisième patient

Il s'agit d'un patient de 79 ans atteint d'hémochromatose chez qui un nodule unique du segment VII a été découvert lors d'un examen échographique de dépistage.

Chez ce patient, nous avons combiné l'ablation par radiofréquence de la lésion hépatique à l'artériographie hépatique diagnostique de façon à réduire la durée de la procédure.

Son dossier est présenté dans l'ordre chronologique :

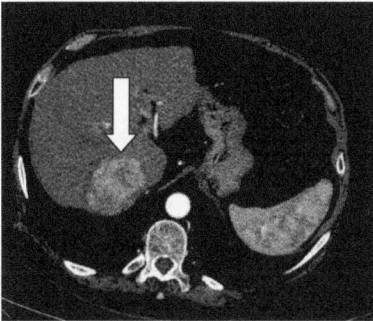

Scanner diagnostique (avec injection IV de produit de contraste iodé) : Lésion nodulaire de S VII hyper-rehaussante en phase artérielle = HCC (flèche).

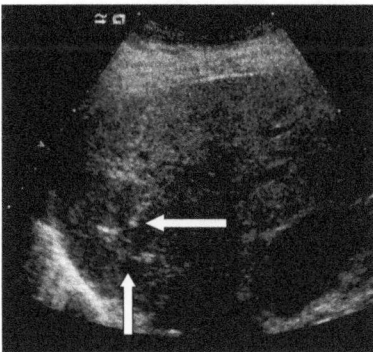

Echographie de guidage lors de la mise en place de l'aiguille de RFA (flèche horizontale = corps de l'aiguille, flèche verticale : antennes de RFA).

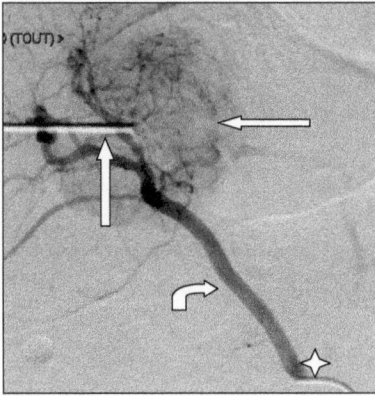
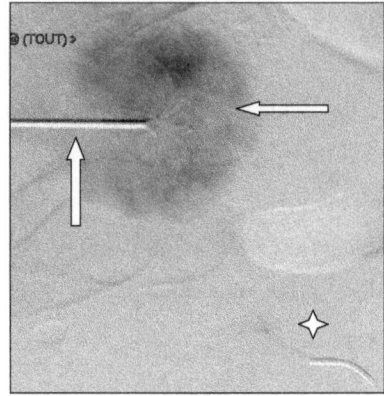

Artériographie diagnostique pré-RFA lors de la mise en place de l'aiguille (à droite : phase vasculaire, à gauche : phase tumorale) :

- Hépatocarcinome (flèche horizontale).

- Aiguille de RFA (flèche verticale).

- Artère nourricière de la tumeur (flèche courbe).

- Cathéter d'angiographie (étoile).

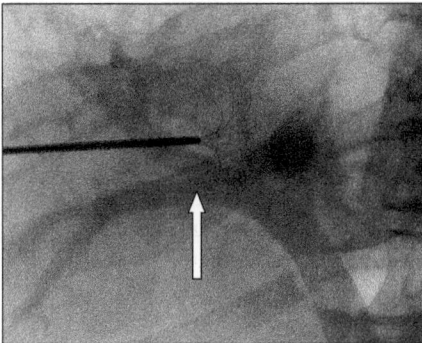

Artériographie diagnostique pré-RFA (phase dite de « retour portal ») :

- Hépatocarcinome non visible.

- Aiguille de RFA (flèche verticale).

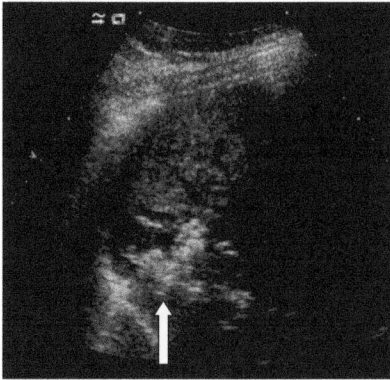

Echographie de contrôle pendant la RFA :

L'HCC devient progressivement hyper-échogène (flèche verticale).

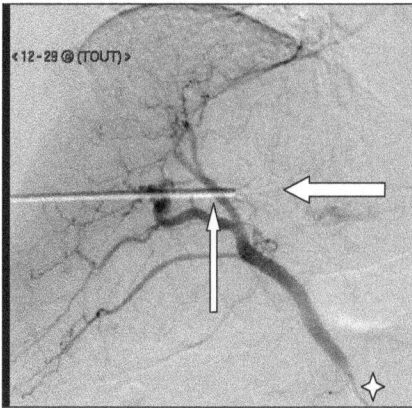

Artériographie post RFA + TACE :

Absence de prise de contraste correspondant à la dévascularisation tumorale complète.

- Cathéter d'angiographie (étoile).

- Aiguille de RFA (flèche verticale).

- Hépatocarcinome non rehaussant c'est-à-dire nécrosé (flèche horizontale).

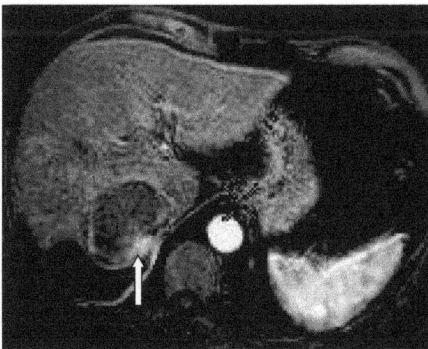

IRM (avec injection IV de Gadolinium) réalisée 32 jours après traitement par RFA + TACE :

Persistance d'un discret rehaussement tumoral (flèche) en phase artérielle = nécrose partielle de la tumeur.

D) Résultats

Nous rapportons dans ce texte des résultats intermédiaires, le recrutement des patients étant toujours en cours.

En effet, 5 patients ont été inclus entre mars et fin mai 2011. Ceux-ci n'ont pas été repris dans la population étudiée dans ce rapport, l'imagerie de contrôle morphologique n'ayant pas encore été réalisée.

Les tableaux avec les chiffres détaillés des différents critères se retrouvent en annexe.

Nous avons utilisé les critères de comparaison suivants :

- Critères démographiques : âge, sexe.
- Caractéristiques de la maladie hépatique : étiologie de la cirrhose, taille de l'hépatocarcinome (plus grande dimension de la lésion et plus grande dimension de la portion rehaussante).
- Nombre de complication en post opératoire immédiat (délai de 30 jours).
- Délai entre le traitement et le 1° contrôle.
- Evaluation de l'efficacité thérapeutique (critères RECIST / mRECIST) après une cure.
- Nombre de séance de traitement complémentaire (TACE).

La cohorte prospective (RFA + TACE) comporte 6 lésions chez 6 patients.

La cohorte rétrospective (TACE) inclut 46 lésions chez 37 patients.

L' «unité» de comparaison est la lésion.

Dans un premier temps, nous avons réalisé une étude statistique des données démographiques et des caractéristiques de la pathologie hépatique : aucune différence statistiquement significative entre les deux groupes n'a été démontrée lorsque l'on considère l'âge, le sexe, l'étiologie de la cirrhose, la taille globale

46

de la tumeur et de sa portion rehaussante. Les deux cohortes sont comparables, sans biais lié à la sélection des patients.

Pour évaluer la morbidité de la procédure, nous avons colligé toutes les complications survenues endéans les trente jours, incluant celles classiquement rapportées dans la littérature et certaines moins fréquentes mais dont on a prouvé l'origine iatrogène.

Les complications post opératoires sont classées en complications mineures et majeures. Une complication majeure est une complication nécessitant des soins spécifiques, une hospitalisation prolongée voire une ré-hospitalisation (patient en hôpital de jour lors de la réalisation du traitement), entrainant des séquelles voire le décès. Les complications mineures sont celles qui nécessitent un traitement minime sans répercussion sur l'hospitalisation et qui ne laisseront pas de séquelle. (11)

8 patients (21.62 %) du bras rétrospectif ont présenté une complication.
Il s'agissait soit de complications mineures (n = 3) :
-   Douleur nécessitant des morphiniques (n = 1).
-   Apparition d'ascite nécessitant une ponction évacuatrice (n = 1).
-   Hématome au point de ponction (n = 1).
        soit de complications majeures (n = 5) :
-   Paralysie diaphragmatique (n = 1).
-   Cholécystite ischémique (n = 3).
-   Pancréatite aigue d'origine ischémique (n = 1).
1 patient (16.6 %) du bras prospectif a présenté une complication majeure : cholécystite ischémique.

Il n'y a pas de différence statistiquement significative entre les deux cohortes (p = 0,79).

Le délai entre le traitement et le premier contrôle est respectivement de 43.8 jours (14 - 90 jours) et de 41 jours (32 - 60 jours) dans respectivement les bras rétrospectif et prospectif.

Il n'y a pas de différence statistiquement significative entre ces deux groupes (p = 0,63).

Cette absence de différence statistique exclut donc un possible biais lié à un contrôle plus précoce dans un bras (en effet comme expliqué précédemment, un contrôle trop précoce peut donner un résultat faussement positif).

L'efficacité thérapeutique est classée selon les critères RECIST et mRECIST en «réponse complète» (RC), «réponse partielle» (RP) (réponse = RC + RP), «stabilité» (S) et «progression» (P).

Les résultats sont détaillés de façon séparée dans les tableaux suivants ainsi que de façon comparative dans les graphiques.

TACE :

		Réponse complète	Réponse partielle	Stabilité	Progression
Taille (RECIST)	nombre	0	6	39	1
	%	0	13.04	84.78	2.17
Prise de contraste	nombre	13	18	15	0

(mRECIST)					
	%	28.26	39.13	32.60	0

Après une cure, la TACE permet d'obtenir 67.39 % de réponse (RC = 28.26 % + RP = 39.13 %) selon le critère mRECIST et seulement 13.04 % (RC = 0 % + RP = 13.04 %) de réponse selon le critère RECIST.

La stabilité est obtenue dans 84.78 % des cas en RECIST et 32.60 % des cas en mRECIST.

Les différences entre les groupe RECIST et mRECIST sont statistiquement significatives (par le test de tendance linéaire de Yates : $p = 0,000000046$ et par une régression de strates par la méthode du maximum de vraisemblance : $p = 0,00000033$).

Combinaison RFA + TACE :

		Réponse complète	Réponse partielle	Stabilité	Progression
Taille (RECIST)	nombre	0	0	5	1
	%	0	0	83.30	16.7
Prise de contraste (mRECIST)	nombre	4	2	0	0
	%	67	33	0	0

La combinaison RFA + TACE permet d'obtenir 100 % de réponse (RC = 67 % + RP = 33 %) selon le critère mRECIST. Aucune réponse n'est obtenue si on utilise le critère RECIST. Au contraire, on observe dans ce cas une progression (P = 16.7 %), ce qui est attendu comme expliqué précédemment.

La stabilité est observée dans 83.30 % des cas selon le critère RECIST mais pour aucun patient selon le critère mRECIST.

Les différences entre les groupes RECIST et mRECIST sont statistiquement significatives (par le test de tendance linéaire de Yates : p = 0,0017, par une régression de strates par la méthode du maximum de vraisemblance : p = 0,00054).

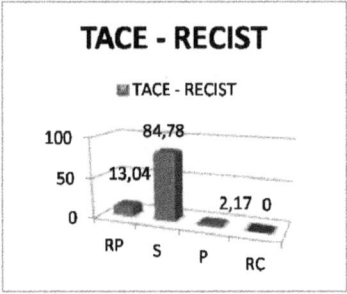

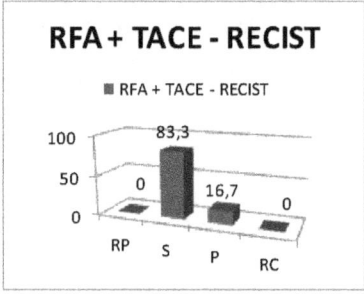

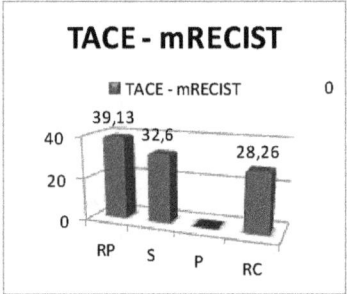

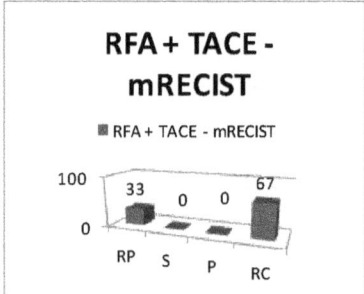

Que ce soit dans le bras rétrospectif ou dans le bras prospectif, la comparaison entre le critère RECIST et le critère mRECIST montre des différences statistiquement significatives, ce qui confirme les résultats de R. Lencioni qui a démontré que la réponse de l'hépatocarcinome au traitement local doit être évaluée selon le critère mRECIST et non pas le critère RECIST. (23)

La comparaison de l'efficacité après une cure selon le critère RECIST ne montre pas de différence significative entre les deux traitements (p = 0.071 non signicatif, régression de strates).

Par contre, l'analyse des résultats selon le critère mRECIST montre une différence statistiquement significative en faveur du bras RFA + TACE (p = 0.038, régression de strates).

Le dernier critère analysé est l'évolution à moyen terme, évaluée par la nécessité d'appliquer un traitement complémentaire.

Dans le groupe rétrospectif, 65 % des patients ont bénéficié d'un traitement par TACE (1.45 séance, extrêmes 1 - 4).

Dans le groupe prospectif un patient (16.66 %) a bénéficié d'une seule TACE complémentaire.

On retrouve une différence entre les deux cohortes avec 16.66 % versus 65 % de traitement complémentaire, en faveur du groupe RFA + TACE. Mais vu la petite taille de la cohorte RFA + TACE, cette différence n'est pas statistiquement significative.

Chez une patiente du bras RFA + TACE, une seconde TACE a été réalisée dans le lobe controlatéral à celui initialement traité. Cette seconde TACE a été réalisée pour traiter plusieurs petites lésions du foie controlatéral déjà présentes lors de la première session. Le traitement a été réalisé en deux temps afin d'éviter une insuffisance hépatique aigue. Vu la localisation différente, cette «seconde» cure ne doit pas être considérée comme un complément de traitement.

Un patient traité par RFA + TACE a pu bénéficier, vu le down-staging significatif, d'une hépatectomie droite après embolisation portale (à la colle) afin d'hypertrophier le foie gauche. L'analyse macroscopique (figure 14) de la pièce opératoire montre une nécrose de la tumeur avec une partie centrale plus friable que la zone périphérique. Cet aspect «mixte» correspond à l'effet attendu de notre traitement. L'analyse microscopique (figure 15) montre une nécrose tumorale. Les DC Bead® sont visibles au centre de la tumeur et les particules de colle en périphérie. Il persiste cependant une portion de la tumeur qui est viable ainsi que des nodules filles. Le délai prolongé ente l'embolisation portale et l'hépatectomie suite à des complications infectieuses loco-régionales pourrait expliquer l'apparition de nodules filles durant cet intervalle de temps.

Figure 14 : analyse macroscopique.

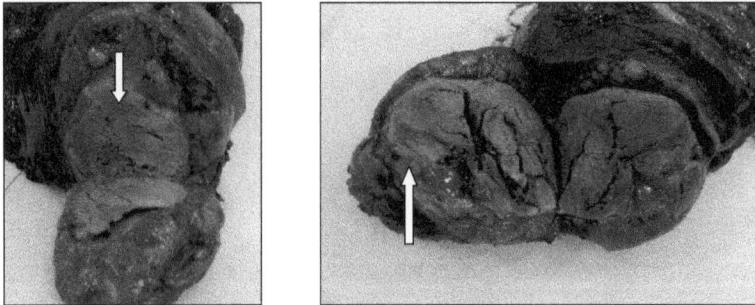

Pièce d'hépatectomie : HCC nécrosé

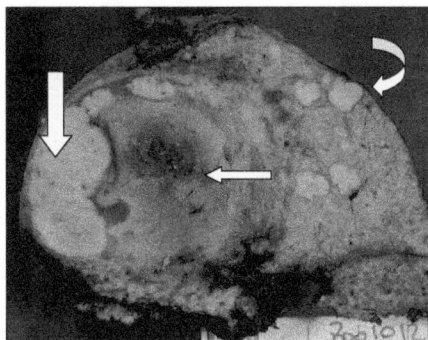

Pièce d'hépatectomie après fixation en laboratoire d'anatomie pathologique :

- Tumeur nécrosée : flèche horizontale.

- Tumeur résiduelle : flèche verticale.

Figure 15 : analyse microscopique.

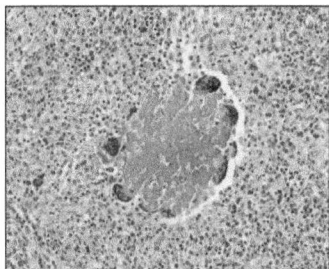

Particule de colle située dans une branche portale suite à l'embolisation portale.

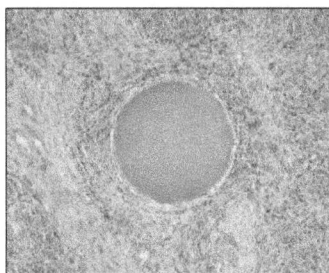

DC Bead® située dans une micro-artère

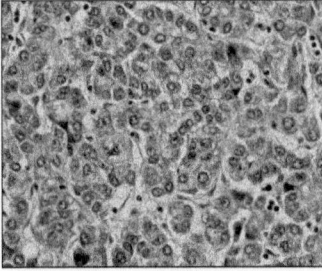

Tumeur résiduelle :

Noyaux cellulaires visibles = cellules tumorales viables.

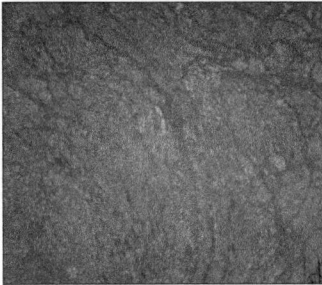

Tumeur nécrosée :

Absence de noyaux cellulaires = destruction cellulaire.

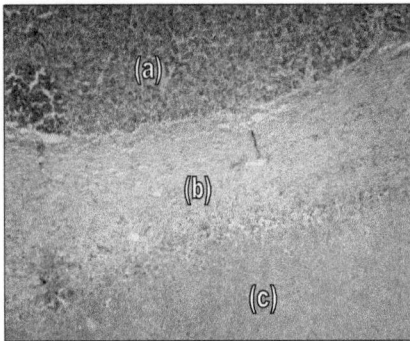

Coupe à faible grossissement :

- Tumeur viable (a).

- Zone fibrotique intermédiaire de nature non tumorale (b).

- Tumeur nécrosée (c).

E) Discussion :

Le nombre limité de patients inclus au moment de la rédaction de ce travail est la limite principale de cette étude. En effet l'analyse statistique se base sur 6 patients (6 lésions) comparés à 37 patients (46 lésions).

Le besoin de réaliser cette double intervention sous anesthésie générale est discutable : il s'agit d'une anesthésie de confort vu la durée prolongée du traitement. Avec l'expérience croissante, le temps total de la procédure a été diminué de moitié, passant de plus de deux heures à environ une heure.

Nous avons réalisé le traitement combiné en appliquant les techniques standard de chaque traitement préconisées par les guidelines de la littérature (Cardiovascular and Interventional Radiological Society of Europe : CIRSE). Cette combinaison thérapeutique n'a pas été à l'origine de nouvelle complication. De même, nous n'avons pas retrouvé de contre-indication qui soit spécifique à cette association de technique.
Ces constations valident donc la faisabilité technique de la combinaison thérapeutique RFA + TACE.

Le but principal de notre étude est d'évaluer l'efficacité de l'association RFA + TACE versus TACE seule. L'analyse porte sur trois axes :

1. Le nombre et la sévérité des complications à 30 jours.
2. L'évolution morphologique après une cure.
3. La nécessité de traitement(s) complémentaire(s).

(1) Les patients ont présenté des complications post opératoires dans les deux groupe : 21.62 % et 16.66 % dans respectivement le groupe TACE et dans le groupe RFA + TACE. Dans le groupe TACE, le rapport complication mineure/majeure est équilibré. Dans le groupe RFA + TACE, l'unique

complication survenue est majeure ; mais compte tenu de la faible taille de la cohorte, cette unique complication n'a pas de valeur statistiquement significative.

L'étude statistique a clairement démontré l'absence de différence significative entre les deux bras de l'étude : cette absence de morbi-mortalité accrue pour la technique RFA + TACE ne contre-indique donc pas la réalisation de celle-ci.

(2) L'analyse des résultats selon le critère RECIST met en évidence pour le bras RFA + TACE moins de «réponse», autant de «stabilité» et plus de «progression» par rapport au bras TACE.

Cette progression s'explique par le fait que la combinaison RFA + TACE est plus agressive que la TACE et est responsable d'une plus grande réaction inflammatoire qui se traduit par une majoration transitoire paradoxale du volume de la lésion. Cette évolution initialement défavorable de la combinaison RFA + TACE n'est donc pas liée à une absence de réponse au traitement (23) : au contraire, cette augmentation de taille signifie l'apparition d'une réaction inflammatoire proportionnelle à l'agressivité locale du traitement. Cette réaction inflammatoire est un phénomène bénéfique parce qu'elle s'accompagne d'une vasodilatation intra et péri-tumorale qui favorise une meilleure diffusion de la Doxorubicine au départ des particules chargées.

L'analyse des résultats selon le critère mRECIST démontre principalement que la combinaison RFA + TACE permet d'obtenir 100 % de «réponse» (environ 2/3 de RC et 1/3 de RP) versus 67.39 % (1/2 de RC et 1/2 de RP) dans le bras TACE. Le taux de «réponse partielle» est similaire dans les deux bras. On observe un taux de RC plus élevé en faveur du bras RFA + TACE (67 % versus 28.26 %). Il n'y a pas de «stabilité» dans le bras RFA + TACE alors qu'elle est de 32.6 % dans le bras TACE.

Ce gain de «réponse» correspond au taux de «stabilité» retrouvé dans le bras TACE. On observe donc un shift en faveur d'un taux plus élevé de réponse dans le bras RFA + TACE par rapport au bras TACE.

L'efficacité accrue de la combinaison RFA + TACE est multifactorielle :

a. Une plus grande sensibilité des cellules tumorales à la chimiothérapie après la RFA pourrait être liée à une majoration de la perméabilité membranaire suite à l'augmentation de température.

b. La nécrose du noyau de la tumeur par la RFA permet de réduire le volume total de distribution de la Doxorubicine et ainsi d'obtenir une concentration plus grande de celle-ci dans la tumeur résiduelle périphérique.

c. La zone d'ablation, située au centre de la tumeur, correspond à la zone la moins bien exposée à la chimiothérapie intra-artérielle lors de la réalisation d'une TACE. La combinaison des 2 traitements permet donc d'optimaliser la destruction de la lésion dans son entièreté : le centre étant préférentiellement détruit par la RFA et la périphérie par la TACE.

d. Suite à la réaction inflammatoire, la RFA va induire une redistribution du flux artériel du parenchyme sain vers la tumeur : les DEB chargées à la Doxorubicine iront dès lors préférentiellement vers la tumeur et il y aura moins de «dose perdue» vers le parenchyme sain. Cela permet de plus de réduire les complications systémiques.

(3) Concernant l'efficacité à moyen terme, on observe un plus faible taux de traitement complémentaire en faveur du groupe RFA + TACE (65 % versus 16.6 %). De plus le nombre de traitement complémentaire par patient est plus élevé pour la TACE (environ 1.5 fois plus élevé).

Cette efficacité accrue du traitement RFA + TACE permet de réduire non seulement les effets secondaires des traitements additionnels mais également l'impact de ces traitements répétés sur le psychisme des patients.

En plus de cette analyse de l'efficacité du traitement, nous avons réalisé une comparaison financière des deux types d'approche.

Il n'existe pas en Belgique de code INAMI spécifique pour la RFA d'une tumeur hépatique : le code utilisé est celui de la biopsie hépatique auquel s'ajoute le code «ponction sous RX ou échographie».

De même, il n'y a pas de code spécifique pour la TACE : le code utilisé est celui de l'embolisation viscérale.

Le remboursement INAMI pour une TACE est de 436.73 euros auquel s'ajoute le forfait matériel de 686.51 euros (coût réel = 2390 euros !) donc un total de 1123.24 euros (coût réel = 2826.73 euros). Pour la RFA, l'INAMI rembourse 79.35 euros auquel s'ajoute le forfait matériel de 894.57 euros (correctement évalué par rapport au coût réel) donc un total de 973.92 euros.

La combinaison RFA + TACE est dès lors remboursée 2097.16 euros, pour un coût réel de 3800.65 euros.

A ce coût s'ajoutent les frais d'hospitalisation et d'anesthésie (environ 236.73 euros pour une anesthésie générale).

La combinaison RFA + TACE coûte dès lors plus cher que la TACE seule. Cependant, comme 2/3 des patients traités par TACE nécessitent des cures complémentaires, la combinaison thérapeutique RFA + TACE pourrait être globalement plus avantageuse que la TACE.

Conclusion

Notre étude comparant deux traitement percutanés de l'hépatocarcinome, TACE seule versus RFA + TACE en session unique, a démontré que l'association des deux techniques ne s'accompagne pas d'une augmentation des complications ni des contre-indications. Le taux de réponse totale est significativement accru en utilisant la combinaison thérapeutique qui a pour autre avantage de réduire le besoin de traitement complémentaire. Nos résultats confirment donc ceux rapportés par W. WANG (19) dans sa méta-analyse en terme de réponse immédiate. Les 6 patients supplémentaires traités à ce jour dans le cadre de notre étude prospective mais non inclus dans ce mémoire (délai trop court) n'ont présenté aucune complication pendant ou après la procédure combinée. La réduction significative du temps opératoire pour les 4 derniers patients démontre aussi une certaine «learning curve» associée à la technique.

L'inclusion de ces nouveaux patients permettra probablement d'accroître les valeurs statistiques de notre étude prospective.

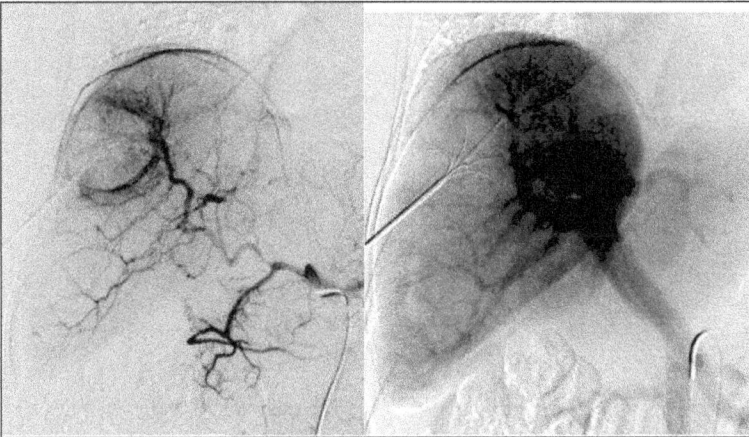

La place de cette combinaison «ablation par radiofréquence + chimio-embolisation» dans l'arsenal thérapeutique de l'hépatocarcinome (basé sur l'algorithme de la Barcelona Clinic Liver Cancer) reste à définir en se basant sur des études prospectives randomisées comportant des cohortes de patients plus importantes. Cette combinaison de traitement pourrait également s'appliquer pour d'autres indications : lésion de taille supérieure à 8 cm, récidive après première TACE classique et surtout, down-staging avant inclusion dans un protocole de transplantation hépatique, ce traitement restant la seule vraie option curative.

REMERCIEMENTS :

Je tiens à remercier le professeur P. Goffette pour son aide et ses conseils.

Je voudrais aussi remercier le professeur F. Zech pour la réalisation de l'étude statistique.

Merci au docteur I. Tancredi et à l'équipe paramédicale du service de radiologie interventionnelle des Cliniques Universitaires Saint Luc pour leur participation aux actes techniques.

Un merci particulier à mon épouse, ma famille et à ma belle-famille pour m'avoir aidé, soutenu et permis d'avoir du temps «libre» pendant ces derniers mois.

Source des images radiologiques

- Cliniques Universitaires Saint Luc, Bruxelles - Belgique : Dr. P. Goffette et Dr. M. Cabri-Wiltzer
- Clinique Saint Pierre, Ottignies - Belgique : Dr. T. Puttemans, Dr. E. Agneessens

Bibliographie

1 : R. Lencioni. Surveillance and early diagnosis of hepatocellular carcinoma. Dig Livr Dis. 2010 Jul;42 Suppl 3:S223-7.

2 : M. Colombo, M. Iavarone. Diagnosis and staging of early hepatocellular carcinoma. Essentials in interventional oncology. Proceedings of the ECIO 2010.

3 : C. Ayuso. HCC staging, evaluation of treatment efficacy and detection of recurrence. Essentials in interventional oncology. Proceedings of the ECIO 2010.

4 : A.K. Burroughs & al. Surgery and interventional radiology for the treatment of HCC : are they competitors or complementary ? Essentials in interventional oncology. Proceedings of the ECIO 2010.

5 : B. A. Seinstra & al. Minimally invasive image-guided therapy for inoperable hepatocellular carcinoma: What is the evidence today? Insights Imaging. 2010;1:167-181

6 : R. Lencioni. Interventional treatment of hepatocellular carcinoma in the era of molecular-targeted therapies. Essentials in interventional oncology. Proceedings of the ECIO 2010.

7 : R. Lencioni, D. Cioni, C. della Pina. Hepatocellular carcinoma : new options for image-guided ablation. J Hepatobiliary Pancreas Sci. 2010; 17:399-403.

8 : R. Lencioni. Loco regional treatment of hepatocellular carcinoma. Hepatology, Vol 52, No 2, 2010.

9 : Interventional Quarter, issue 3 - December 2010.

10 : L. Crocetti, T de Baere, R. Lencioni. Quality improvement guidelines for radiofrequency ablation of liver tumours. Cardiovasc Intervent Radiol . 2010;33: 11-17.

11 : L. Crocetti, T. de Baere, R.Lencioni. Quality improvement guidelines for radiofrequency ablation of liver tumours. Publication sur le site internet de la société scientifique : CIRSE | Cardiovascular and Interventional Radiological Society of Europe.

12 : F. Pilleul. Chimioembolisation intra-artérielle hépatique. Radiologie interventionnelle du carcinome hépatocellulaire, 1e partie. JFR 2010.

13 : J .L. Raoul & al. Hepatocellular carcinoma : is radiotherapy back ? Essentials in interventional oncology. Proceedings of the ECIO 2010.

14 : S. Nahum Goldberg et al. Percutaneous tumor ablation : increased necrosis with combined radio-frequency ablation and intravenous liposomal Doxorubicin in a rat breast tumor model 1. Radiology 2002; 222:797-804

15 : Koichiro Yamakado et al. Radiofrequency ablation combined with chemoembolization in hepatocellular carcinoma: treatment response based on tumor size and morphology. J Vasc Interv Radiol 2002; 13:1225-1232

16 : A. Veltri & al. Radio frequency thermal ablation (RFA) after transarterial chemoembolization (TACE) as a combined therapy for unresectable non-early hepatocellular carcinoma (HCC). Eur Radiology (2006) 16 : 661-669.

17 : Bao-Quan Cheng, Chong-Qi Jia, Chun-Tao Liu & al. Chemoembolization combined with radiofrequency ablation for patients with hepatocellular carcinoma larger than 3 cm: a randomized controlled rial. *JAMA.* 2008;299(14):1669-1677 *Retracted article.*

18 : T. Shibata & al. Small hepatocellular carcinoma : is radiofrequency ablation combined with transarterial chemoembolization more effective than radiofrequency ablation alone for treatment ? Radiology, Volume 252 : Number 3 - September 200

19 : Wei Wang et al. Transarterial chemoembolization in combination with percutaneous ablation therapy in unresectable hepatocellular carcinoma: a meta-analysis. Liver International 2010 ISSN 1478-3223

20 : T. de Baere. Radiofréquence et traitements combinés. Radiologie interventionnelle du carcinome hépatocellulaire, 2e partie. JFR 2010.

21 : GEST 2011 - Paris - Avril 2011 : séances HCC / HCC and radioembolization.

22 : A. Thabet, S. Kalva, D.A. Gervais. Percutaneous image-guided therapy of intra-abdominal malignancy : imaging evaluation of treatment response. Abdom Imaging. 2009;34:593-609

23 : R. Lencioni, J.M Llovet. Modified RECIST (mRECIST) assessment for hepatocellular carcinoma. Semin Liver Dis 2010;30:52-60

24 : A. Riaz & al. Imaging response in the primary index lesion and clinical outcomes following transarterial locoregional therapy for hepatocellular carcinoma. JAMA. 2010;303(11):1062-1069.

Annexes : Données statistiques

1) Critères démographiques :

Age (année)

	TACE	RFA + TACE
Moyenne	62	62
Extrêmes	34 - 84	48 - 79

p = 0,90, non significatif (test de Student)

Sexe

	TACE	RFA + TACE
Homme	29 (78 %)	5 (83 %)
Femme	8 (22 %)	1 (17 %)

p = 0,79, non significatif (test de chi carré)

2) Caractéristiques de la maladie hépatique

Etiologie de la cirrhose (nombre - %)

	TACE	RFA + TACE
Ethylisme	11 (29.7 %)	2 (33.33 %)
VHC	11 (29.7 %)	1 (16.6%)
VHB	5 (13.5 %)	1 (16.6%)
Indéterminée	5 (13.5 %)	/
Hémochromatose	2 (5.4 %)	1 (16.6%)
Mixte	1 (2.7 %)	1 (16.6%)
Cirrhose cardiaque	1 (2.7 %)	/
NASH	1 (2.7 %)	/

p = 0,71, non significatif (test de chi carré)

Taille des lésions (mm)

	TACE	RFA + TACE
Taille de la lésion (moyenne - extrêmes)	46.37 (30 - 80)	44.08 (32.9 - 58.8)
Taille de la portion rehaussante de la lésion (moyenne - extrêmes)	45.38 (30 - 80)	43.03 (30.3 - 58.8)

Taille de la lésion : p = 0,69, non significatif (test de Student)

Taille de la portion rehaussante de la lésion : p = 0,80, non significatif (test de Student)

3) Complications post procédure (délai de 30 jours) lors de la 1° cure

	TACE	RFA + TACE
Pas de complication (nombre - %)	29 (78.37 %)	5 (83.33 %)
Complication (nombre - %)	8 (21.62 %)	1 (16.66 %)
Type de complication	- Douleur nécessitant des morphiniques (1) - Paralysie diaphragmatique (1) - Cholécystite ischémique (3) - Hématome au point de ponction artérielle (1) - Pancréatite aigue (1) - Ascite nécessitant une ponction évacuatrice (1)	- Cholécystite ischémique (1)

p = 0,79, non significatif (test de chi carré)

4) Délai entre 1° R/ et 1° contrôle (jours)

	TACE	RFA + TACE
Moyenne	43.8	41
Extrêmes	14 - 90	32-60

p = 0,63 non significatif (test logrank)

5) Evaluation des résultats après une cure

TACE

		Réponse complète	Réponse partielle	Stabilité	Progression
Taille (RECIST)	nombre	0	6	39	1
	%	0	13.04	84.78	2.17
Prise de contraste (mRECIST)	nombre	13	18	15	0
	%	28.26	39.13	32.60	0

RC + RP = 67.39 %

TACE = RECIST vs mRECIST :

Par le test de tendance linéaire de Yates : p = 0,000000046

Par une régression de strates par la méthode du maximum de vraisemblance : p = 0,00000033

RFA + TACE

		Réponse complète	Réponse partielle	Stabilité	Progression
Taille (RECIST)	nombre	0	0	5	1

				83.30	16.7
	%	0	0	83.30	16.7
Prise de contraste (mRECIST)	nombre	4	2	0	0
	%	67	33	0	0

RC + RP = 100 %

RFA + TACE = RECIST vs mRECIST :

Par le test de tendance linéaire de Yates : p = 0,0017

Par une régression de strates par la méthode du maximum de vraisemblance : p = 0,00054

RFA + TACE versus TACE :

Pour RECIST : p = 0.071 non signicatif (régression de strates).

Pour mRECIST : p = 0.038 (régression de strates).

6) Patients nécessitant une (des) TACE complémentaire(s)

	TACE	RFA + TACE
Nombre de patient (%)	24 (65 %)	1 (16.66 %)
Nombre de séance de TACE complémentaire - moyenne (extrêmes)	1.45 (1 - 4)	1

NB : RFA + TACE : 1 patiente avec 1 lésion à G traitée par RFA + TACE et 6 lésions à D (dont le diagnostic d'HCC n'est pas formel) traitées par 2 séances de TACE par la suite.

1 patient avec plusieurs lésions à D dont 1 traitée par RFA en complément de la TACE. 1 séance de TACE par la suite pour le foie D.

Table des matières :

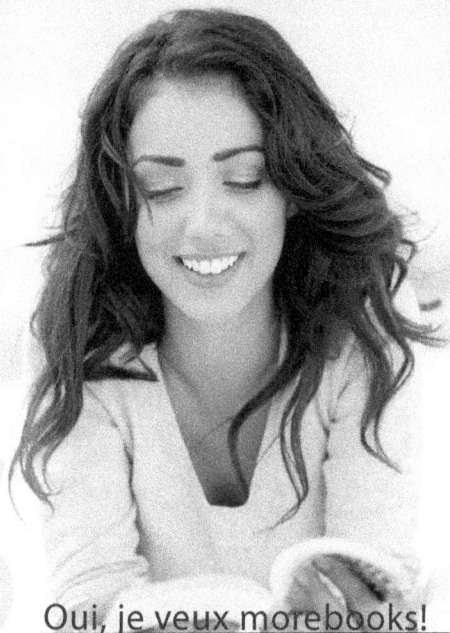

www.ingramcontent.com/pod-product-compliance
Lightning Source LLC
Chambersburg PA
CBHW021606210326
41599CB00010B/631